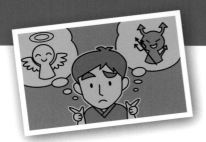
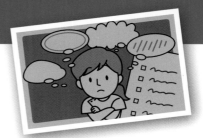

10時間でわかる
歯科経営学

複雑化する歯科界を生き抜く経営スキルを、
経営学修士の歯科医師・歯科衛生士が実践的に伝授！

[監修]
Dent
×
BizAssociation

[編集委員]
園延昌志
新見隆行
馬場　聡
髙屋　翔
穴沢有沙

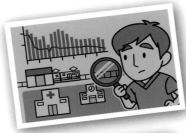
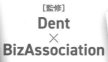
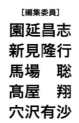
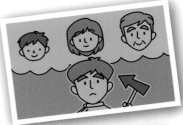
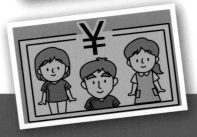
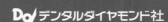

デンタルダイヤモンド社

刊行にあたって

VUCA（変動性、不確実性、複雑性、曖昧性）時代といわれて10年近くになりますが、どこか他人事だったと思います。しかしながら、新型コロナウイルス感染症への対応は、まさに不確実で複雑な意思決定を、曖昧な情報のなかで変化を強いられた体験だったのではないでしょうか。

また、少子高齢化が避けられないなか、医療や介護保険の変化や採用市場の難しさ、過疎化の進む地域での持続可能な医療、それらの解決策としてデジタル化やAIといったテクノロジーの活用など、歯科医院経営における難度もますます高まっています。

この変化を臨床にたとえると、いままでは単純なう蝕治療と軽度の慢性歯周病治療とメインテナンスをしていればよかった状態が、全身疾患を有した全顎的な問題に対して、エンド・ペリオ、矯正、インプラント、咬合再構成などを求められる状態ではないでしょうか。当然、診査・診断・治療計画の重要性、自分の専門スキルを高める教育訓練、他者による臨床や研究の知見をエビデンスとして臨床に活用する知識などの総合力のアップデートが必要になります。筆者がお伝えしたいのは、まさにこの変化が歯科医院経営において起こっているという観点です。

歯科医院経営において、経営学を活用する意義は、上記の臨床にたとえると、診査・診断・治療計画の精度を高めること、自分の直感や経験だけを頼りにするのではなく、経営学をエビデンスとして自院に最適な経営手法を選択し、実践できることです。たとえば、患者のニーズが多様化・高度化するなかで、地域の健康ニーズに応じた新しい治療メニューの導入が可能となります。さらに、効率的なリソース配分やスタッフの適切な管理は、業務プロセスの最適化やスタッフのモチベーション向上が図られ、生産性の向上と、コスト削減が達成されます。加えて、デジタル技術の活用やデータ分析を通じて、経営意思決定の質を向上させられます。

最後に、われわれ「Dent × BizAssociation」が大切にしているのは、読者の先生方の医療哲学を実現するサポートです。それによって先生方の地域の患者さんや一緒に働くスタッフ、連携先も含めた地域社会全体にとっての価値を最大化できるからです。そのために、われわれがMBAとして学び、実践を通じて失敗しながら得た経験則が少しでも役に立つことを願っています。

2024年12月

園延昌志

CONTENTS

刊行にあたって ……………………………………………………………………… 5

Profile ……………………………………………………………………………… 8

第1章　経営を持続させる基本的な考え方を養う

1．概論
いま必要な歯科経営学とは ……………………………………………… 12

髙屋 翔（京都府・髙屋歯科医院）

2．経営理念
MVV 経営とは何か？　成功する歯科医院戦略 ……………………… 20

浅野惇太（愛知県・あさの歯科クリニック）

3．経営戦略
成功する歯科医院のための戦略策定 ………………………………… 30

新見隆行（群馬県・明治歯科診療所）

4．未来経営
グローバルな視点でみる歯科医院経営・承継 M&A …………………… 40

新見隆行（群馬県・明治歯科診療所）

第2章　心の基礎と思考力の基礎を育てる

1．組織と人材とリーダーシップ
効果的なチーム作りとリーダーシップ ………………………………… 52

馬場 聡（福岡県・はち歯科医院）

2．パワーと影響力
リーダーシップと組織内の影響力 ……………………………………… 62

園延昌志（東京都・Well-being Dental Clinic）

3．ビジネスプレゼンテーションとファシリテーション
スタッフや患者さんとの効果的な
コミュニケーションスキルを身につけよう ………………………… 72

穴沢有沙（株式会社Blanche／神奈川県・横浜関内矯正歯科ブランシュ／歯科衛生士）

第3章　医院運営の手段と仕組みを理解し、実行力を身につける

1．マーケティング
患者を引きつけるブランディングとマーケティング戦略 ············· 84
佐野泰喜（株式会社 HAMIGAKI ／東京都・南砂町リタデンタルクリニック）

2．財務会計・管理会計
歯科医院の収益管理とコストコントロール ····················· 94
下所由美子（沖縄県・泉崎ファミリー歯科）

3．オペレーション戦略
効率的な診療フローと業務改善 ····························· 104
古市彰吾（東京都・古市歯科医院）

4．サービスマネジメント
患者満足度向上のためのサービスデザイン ····················· 114
園延昌志（東京都・Well-being Dental Clinic）

5．カスタマージャーニー
患者視点での体験デザイン ······························· 124
渡部平馬（新潟県・大通り歯科）

第4章　ケーススタディ

成功・失敗事例から学ぶ実践的経営

1．目指せ！「みんながしあわせになる診療所」 ····················· 136
新見隆行（群馬県・明治歯科診療所）

2．新規開業で考えるポイント！
　　ワーママが開業してたいへんだった話 ····················· 142
下所由美子（沖縄県・泉崎ファミリー歯科）

3．歯科医院における組織成長のリアル ························ 148
馬場 聡（福岡県・はち歯科医院）

イラスト：中野こはる

Profile

髙屋 翔 (京都府・髙屋歯科医院)

2011年　大阪歯科大学 卒業
2012年　滋賀医科大学付属病院 勤務
2013年　医療法人翔志会たけち歯科クリニック 勤務
2016年　医療法人吉川デンタルクリニック 勤務
2017年　髙屋歯科医院 勤務
▶2022年　MBA（経営学修士）取得

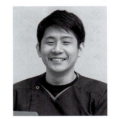

浅野惇太 (愛知県・あさの歯科クリニック)

2006年　愛知学院大学歯学部 卒業
2007年　愛知学院大学歯学部第3補綴学講座（冠・橋義歯口腔インプラント学講座）入局
2014年　あさの歯科クリニック 開業
▶2021年　MBA（経営学修士）取得

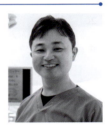

新見隆行 (群馬県・明治歯科診療所)

2003年　日本大学松戸歯学部 卒業
　　　　同年、群馬大学医学部付属病院 入職
2008年　明治歯科診療所 開設
2009年　医療法人幸成会 設立
2024年　筑波大学大学院社会工学類（地域創生教育コース）修了
▶2021年　MBA（経営学修士）取得

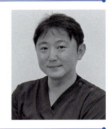

馬場 聡 (福岡県・はち歯科医院)

2006年　福岡歯科大学 卒業
2007年　九州歯科大学臨床研修医 修了
2012年　医療法人星樹会はち歯科医院 開設
▶2020年　MBA（経営学修士）取得

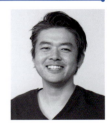

園延昌志 (東京都・Well-being Dental Clinic)

2001年　新潟大学 卒業
2006年　開業
2022年　Well-being Dental Clinic 院長
▶2014年　MBA（経営学修士）取得

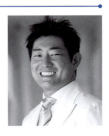

穴沢有沙（株式会社Blanche／神奈川県・横浜関内矯正歯科ブランシュ／歯科衛生士）

2004年	愛知県立歯科衛生専門学校 卒業
2007年	三菱東京UFJ銀行 勤務
2016年	株式会社 Blanche 代表取締役社長
2020年	横浜関内矯正歯科ブランシュ 共同開業
2021年	株式会社 Brilliance 代表取締役社長

▶2022年　MBA（経営学修士）取得

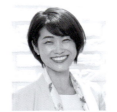

佐野泰喜（株式会社HAMIGAKI／東京都・南砂町リタデンタルクリニック）

2017年	明海大学歯学部 卒業（歯科医師免許資格取得）
2018年	いぐち歯科クリニック 勤務
2019年	株式会社 HAMIGAKI 代表取締役
2024年	医療法人社団利心会 役員就任

▶2022年　MBA（経営学修士）取得

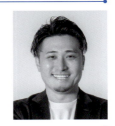

下所由美子（沖縄県・泉崎ファミリー歯科）

2008年	日本歯科大学生命歯学部 卒業 琉球大学医学部附属病院歯科口腔外科 入局
2012年	八重瀬会同仁病院歯科口腔外科 入局
2015年	一般歯科 勤務
2019年	泉崎ファミリー歯科 開業

▶2021年　MBA（経営学修士）取得

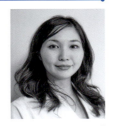

古市彰吾（東京都・古市歯科医院）

日本歯科大学を卒業後、都内で勤務医を7年
その後、古市歯科医院開業
千代田区永田町にて予防医療を主体とした歯科医療を23年運営している
現在ユニット6台
歯科衛生士6名にて診療

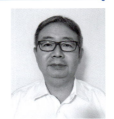

渡部平馬（新潟県・大通り歯科）

2009年	新潟大学歯学部 卒業
2014年	新潟大学医歯学総合研究科う蝕学分野 博士課程終了
2015年	新潟大学医歯学総合研究科う蝕学分野 非常勤講師
2016年	大通り歯科 開設

▶2024年　MBA（経営学修士）取得

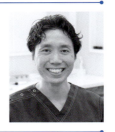

本別冊は、MBA（経営学修士）を取得した歯科医師・歯科衛生士によるグループ、Dent × BizAssociation により企画・編集されています。

DENTAL DIAMOND NEW BOOK

歯科医師&
歯科衛生士のための
マウスピース矯正入門

【監修】株式会社Blanche　【著】穴沢有沙(株式会社Blanche／歯科衛生士)

いま最もニーズの高い歯科治療のハンドブック！

現在、アライナー型矯正装置を使った治療、いわゆるマウスピース矯正治療のニーズが非常に高まっています。2021年現在、マウスピース矯正装置は日本国内だけでも数十種類、世界では数百種類もあるといわれており、その実践においてはデジタルを駆使した治療計画の立案や口腔内スキャナの応用など、最新の機器・器材も欠かせません。本書は、マウスピース矯正治療を始めるにあたって必要な知識を網羅しています。マウスピース矯正治療の入門書として、広くご活用ください。

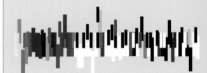

AB判・100頁
オールカラー
本体6,000円+税

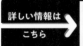
詳しい情報はこちら

こんなDr. & DH & 歯科医院におすすめ

- マウスピース矯正治療に興味がある、始めたい
- マウスピース矯正治療の全体像を把握したい
- 患者さんからマウスピース矯正治療に関する質問を受けたときに、正しい情報を提供したい

CONTENTS

- マウスピース矯正とは
- マウスピース矯正の利点・欠点
    ― 痛みの伝え方
- 矯正治療を希望する患者の心理
    ― 矯正治療カウンセリングのポイント
- 治療の流れと歯科衛生士の役割
- 精密検査の勘所
    ― 口腔内写真・顔貌写真・光学印象・シリコーン印象
- 患者コンプライアンスを高めるアライナーの取り扱い説明
- 治療モニタリング
- アライナーの交換スケジュールとアポイントマネジメント
- 矯正治療後の保定
- 患者コンプライアンスの維持
- トラブルシューティング
- 口腔内スキャナを使った初診コンサルテーション
- 混合歯列期におけるマウスピース矯正

デンタルダイヤモンド社

第1章

経営を持続させる
基本的な考え方を養う

第1章　経営を持続させる基本的な考え方を養う

1．概論
いま必要な歯科経営学とは

髙屋 翔（京都府・髙屋歯科医院）

　約30年前、歯科医院経営はバブルの時代でした。先輩の先生は口を揃えて「昔は歯科医師がよい時代だった」とお話しされます。当時は研修医制度が存在しなかったため、歯科大学を卒業すればすぐ開業でき、技術さえあれば患者が自然と集まり、歯科医院経営が成り立つ時代だったそうです。歯科医院によっては、朝6時から22時まで開院していたという話も聞いたことがあります。しかし、労働基準法の改正や長時間労働の是正など外部環境の大きな変化により、現在の歯科医院経営は当時の面影をまったく残していません。

　歯科医院の平均医業収入は3,500〜4,000万円、中央値が4,000〜4,500万円（図1）です。そのほとんどが歯科医師1名とスタッフ数名であり、勤務医や歯科衛生士を多く雇うことができ、医業収入が1億円を超える歯科医院は全体の5％程度[1]しかありません。

　歯科医師会に所属している開業歯科医の平均年齢は62歳3ヵ月で、60代の歯

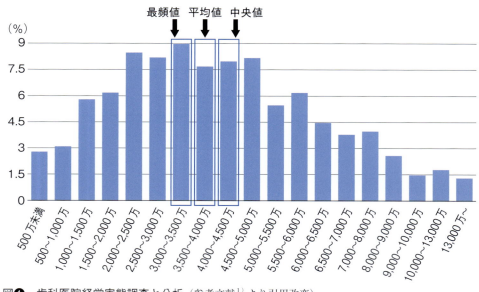

図❶　歯科医院経営実態調査と分析（参考文献[1]より引用改変）

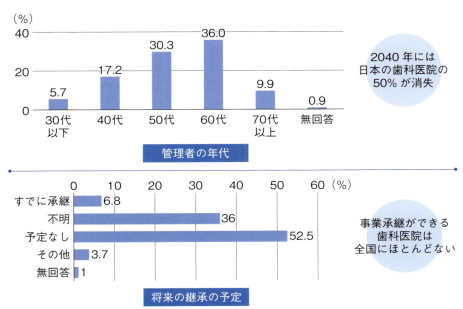

図❷　管理者の年代および将来の継承の予定（参考文献3）より引用改変）

科医師が19,649人と最も多いです。ちなみに20代は全国で30人、30代は2,555人しか歯科医師会に加入していません[2]。

歯科医院管理者の76.2％は50代以上で、統計上は、2040年には日本の歯科医院の76.2％が前期高齢者を超える開業医で占められるとされます（図2）。さらに、そのなかでも事業承継者がいる割合は6.8％程度しかありません[3]。

この統計からわかるように、これから日本の歯科医院は大廃業時代を迎えます。このような時代の到来を誰が予想していたでしょうか。世の中の認識として、歯科医院は過剰だ、歯科医師が多すぎるなどとされており、インターネットで検索すればそれに関する記事はかなりの件数がヒットします。しかし現実はまったく異なり、2008年を境にして徐々に歯科医院廃業数が開設数を上回り始め、相当数の歯科医院が廃業しています。また、歯科医院の地域格差も深刻になっています。東京や大阪、名古屋などの都心部は歯科医院過剰かもしれませんが、都心から離れた田舎では、ほとんどの地域で医療資源が不足しています。

2024年4月16日に財務省は、財政制度等審議会において大都市部で医師や診療所が過剰になり、地方では過小となる傾向が続くとして、診療所過剰地域での新規開業規制や1点あたりの診療報酬引き下げ、勤務医から開業医へのシフトを促さないような診療報酬体系への変更を提言しています。

いま必要な歯科経営学とは　　13

筆者は京都府南丹市という地方都市で開業しています。筆者が把握しているかぎり、10年経てば当院から半径15km圏内の歯科医院が激減し、無歯科医師エリアが多数生まれることが判明しています。現在でも無医村が存在し、地域医療は危機的状況です。さらに、令和6年の歯科診療報酬改定で「かかりつけ強化型診療所」から「口腔機能管理型診療所」に移行したことや、マイナンバーカードの健康保険証利用推進、電子カルテ義務化およびレセプトのオンライン請求義務化など、政府が主導するDX（デジタルトランスフォーメーション）についていけない歯科医院も数多くあると聞きます。これらの急激な変化も歯科医院廃業の加速に繋がっているかもしれません。

　歯科開業医を取り巻く外部環境は、2020年のCOVID-19パンデミック以降めまぐるしく変化しています。その変化のなかで、私たち開業医は生き残っていかなければいけません。超高齢社会を超えて少産多死社会に突入、生産年齢人口減少による働き手不足、歯科衛生士不足による人件費の過当競争、生成AI技術の普及など、書き出すとキリがありません。このような大きな時代のうねりのなかで、これからの歯科医院は経営する力がなければ時代の波に飲み込まれてしまい、自分自身の医療哲学を実現することはできません。その波を乗りこなしてこそ、新時代で生き残れる歯科医院へと成長できると思います。成長に痛みはつきものです。

　本別冊を通じて歯科医院経営の全体像を把握し、成長に繋げていただけると幸いです。

 ## 歯科医院を経営する

　そもそも「経営」とは何でしょうか。世間では経営者という言葉は「金儲けしている」、「ぼったくりをしている」などと悪者のように扱われることが多い印象を受けます。私自身も「経営学を専攻している」と話すと、「先生は金儲けに走って臨床をおろそかにしている」、「歯科医師は無償でも患者対応をすべきだ」なんてことを言われた経験が数多くあります。歯科医院を経営すること、利益を追求することは「悪」なのでしょうか。「患者のため」は本当に「善」なのでしょうか。その「患者のため」は歯科医師の個人的な「善」であることに加えて、従業員やその家族、患者にとっても「善」の選択になっているでしょうか。いま一度問います。歯科医師だけが満足している歯科医療を行っていないでしょうか。

　「経営」の定義は、事業目的を達成するために、継続的・計画的に意思決定を行い、事業を管理・遂行すること。また、そのための組織とされています（デジ

タル大辞林より抜粋）。経営はお金持ちになるためのものではなく、自分自身が何かしらの社会課題を解決すべく組織を作り、行動することです。またその課題を解決できれば、解散することもあります。解散というのは、出口戦略を指します。出口戦略は投資の世界ではよく使われる言葉です。歯科医院を開業するのは簡単ですが、どのように閉院するかを考えている先生はほとんどおられません。どのようなかたちで引退するのか、事業を承継するのか、廃業するのか、またはM&Aで売却するのか。先ほど述べた事業承継問題や後継者不足問題の原因は、院長自身が経営のことを考えず、ビジネスとしての出口戦略を考えていないからに他なりません。歯科医院を開業するというのは、起業する、スタートアップ企業を始めるのと同じです。

　日本の歯科業界は、社会保障制度と健康保険制度に強く守られています。健康保険制度は国が一つの処置に対して一定の費用を決め、医療機関にそのルールに基づいて運用するよう指導しています。これは社会主義的な運用方法で、資本主義（自由競争主義）ではないため、歯科医院間で競争になりません。したがって、医療の質が高かろうが低かろうが一定の価格であるため、歯科医院の差別化に繋がるわけではないのです。顧客（患者）としては、どこの歯科医院も保険が使えるのであれば同じだと判断されてしまいます。また、保険医療機関として開業すれば、国が定める一定の基準をもとに運営しなければならないため、医業収入もある一定のところで頭打ちになります。しかし、人件費や医療機器価格などは頭打ちになることはないので、どんどん歯科医院の首を締めることになりかねません。

　この上昇するコストに耐えるために、歯科医院はある一定の成長をしなければなりません。成長する＝売上を伸ばすことです。必然的に歯科医院でも利益を追求しなければ人件費も払えない（人に投資をできない）、最新の医療機器を購入できない（古い治療技術しかできない）など、さまざまなところに弊害が現れます。

　近年、歯科業界はデジタル化が盛んに叫ばれており、デジタル化に向けた投資に熱を帯びています。しかし、デジタル関連はテクノロジーの進化とともに入れ替わりが激しい分野でもあるため、採算がとれない過剰な投資にならないように注意が必要です。

 ## 本当に自分が行いたい"歯科医院経営"とは何か

　筆者も事業承継する前は、開業すれば自分が思い描いた歯科医療を実現できる

と思い込んでいました。しかし、現実はそう甘くありません。まさに"絵に書いた餅"状態でした。どのように経営すればよいのかまったく理解していない素人歯科医師だったのです。歯科医療は診査・診断を行い、治療計画を立て、それに基づいて診療を進めていきます。その診療は医療哲学の下で行われているはずです。どのような哲学の下で行われているかは、その歯科医師の教育課程で変わると思います。保険診療100％の歯科医院で勤務している歯科医師か、自由診療中心の歯科医院で勤務している歯科医師か、治療中心か予防中心かなどで、医療に対する考え方は大きく異なると思います。実は経営もまったく同じです。経験則重視か、理論重視か、その両方か。先手を打って投資をするか、後手に周り焦って投資せざるを得ない状況を繰り返しているか。残念ながら、歯科医院経営に関しては経験則（成功事例）が重要視され、経営理論は敬遠される傾向にあります。

　本別冊では、経験則よりも経営学の理論（エビデンス）重視で歯科医院経営を解説していきます。歯科医療における経験則は再現性に乏しく、同じように行っても同じような成果が出ないことが多々あります。経営も同じで、成功事例を真似するだけでは地域に合わない場合があります。学術的な裏づけを理解したうえで経営に落とし込むほうが再現性を高められ、歯科医院経営の成功確率を上げることに繋がります。自分の思い描いた歯科医療はどのようなものでしょうか。また、それを再現するにはどのようなロードマップを描けばよいのでしょうか。院長だけが忙しく、スタッフは動いてくれない組織ではなく、院長が何も言わずともスタッフ一人ひとりが活躍する組織はどのように作るのでしょうか。自分の医院に合った顧客はどのようにして集めるのか。短期的ではなく長期的目線で歯科医院経営を見るにはどうすればよいのか。医院を円滑に回すための仕組みをどのように作ればよいのか。悩みは尽きません。

　しかし、経営者が悩むポイントの9割は経営理論で解決可能です。まずは歯科医院経営の全体を把握し、各理論を整理していきましょう。

われわれが考える歯科医療における経営の全体像（DBA Framework）

　図3は、経営学における経営の全体像をわれわれDentBiz Association（DBA）が歯科医療版として改変したものです。Framework（フレームワーク）は、物事を考えるうえでの枠組みを指します。ビジネスでは、課題の洗い出しや分析、アイデアの共有など、必要な視点を重複せず、全体として漏れがないよう網羅的に整理することが求められます。重複や漏れなく考えることをMECE（Mutually Exclusive and Collectively Exhaustive）といいます。このフレームワークは、

第1章　経営を持続させる基本的な考え方を養う

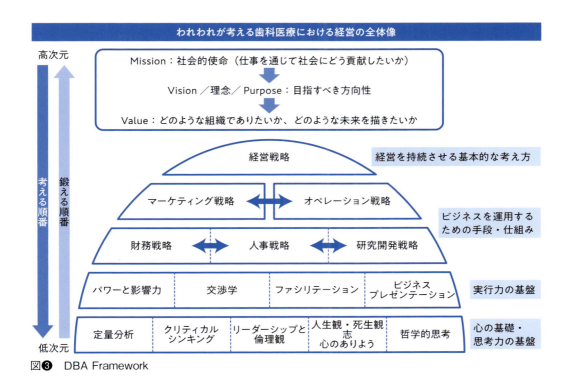

図❸　DBA Framework

始めから思考の道筋が決められており、個人の感情や思考順に左右されず結論に至る構造になっています。

　歯周外科手術の一つである再生療法を行う際に、Cortelliniらのディシジョンツリーをもとに切開方法や骨補塡剤の使用を検討します。その切開方法を決定する際、個人の感情が含まれることはないでしょう。これもフレームワークを使用しているからこそ、再現性が確立されています。それを熟知していると思考スピードが格段に上昇し、課題設定やゴールの方向性がブレることなく進められます。

　しかし、フレームワークは情報や課題を整理するうえでは便利ですが、ただ単に可視化するだけのものです。そこから仮説を立てて実行しなければ何の意味もありません。過去の筆者のように、口だけ達者な存在になる可能性があります。経営理論もインプット（知識習得）だけではなく、アウトプット（実際にやってみる）ことが重要です。

　歯科治療もラーニングステージがあるように、経営にもラーニングステージが存在します。筆者の専門領域は歯周治療ですので、歯周治療のラーニングステージを例に挙げると、最初は歯周基本治療から始まり、オープンフラップデブライ

いま必要な歯科経営学とは　　17

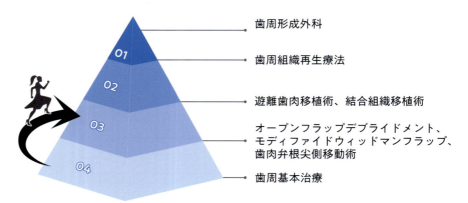

図❹　歯周治療のラーニングステージ

ドメントや歯肉弁根尖側移動術などの切除療法、遊離歯肉移植術や結合組織移植術、歯周組織再生療法、最後は歯周形成外科（プラスチックサージェリー）と難易度が上昇します。この難易度の壁を順に超えていけるかどうかが、プロの歯科医師として活躍できるかの試練になります（図4）。

　図3をもう一度見てください。経営の場合、いきなりVisonから考えるのではなく、まずは心の基礎・思考力の基礎を鍛えるところから始まります。

　自分自身がどのような強み・弱みをもっているのか、思考の癖があるのか、数字を見て理解できる能力があるのか、リーダーとして組織を引っ張っていくための能力があるのか、自分の人生をどのように過ごしていきたいのかなどを理解し、成長させる必要があります。経営者は毎日多くのストレスにさらされます。経営者になると、毎日に忙殺されてしまい、自分を鍛え直すことが難しくなります。また、自分の強みをしっかり経営に活かすためにも、内面を知ることはたいへん重要です。

　次に、実行力の基盤を鍛えるフェーズです。これは、言葉どおり頭で考えたことを行動に移し、組織やステークホルダー、患者に影響力を与えるためにたいへん重要です。このフェーズはごく稀に生まれもった才能でできてしまう方がいます。しかし、筆者を含めた大多数の方はこのような才能を磨くために理論武装し、練習、実践するしか方法はありません。やみくもに数だけをこなしてもまったく効果は出ないので、再現性の高い学術的に確立された方法をとれば、一定の成果を出すことが可能です。たとえば、交渉学を使用した自費率向上や、ビジネスプ

レゼンテーションの技術を応用した全顎的な治療計画の説明、ファシリテーションのスキルを応用した学会での座長や院内ミーティングの司会、パワーと影響力の知識を応用した院内の組織改革など、実行力の基盤をもってすれば解決できる課題は数多くあります。

　そして、ビジネスを運用する仕組みを鍛えるフェーズです。いままでは、個人のスキルを高めていくフェーズでした。ここからは本格的に歯科医院経営を運用していく仕組み作りになります。簡潔に説明すると、マーケティング戦略はモノを売る仕組みを作ること、オペレーション戦略は院内の業務が円滑に回るようにする仕組みを作ること、財務戦略は過去や未来のカネの動きをまとめて分析し、安定したキャッシュフローの仕組みを作ること、人事戦略は配置・評価・報酬・育成のサイクルを回し組織やヒトを育てる仕組みを作ること、研究開発戦略は高度な医療・最先端医療を院内に導入し、時代に乗り遅れない歯科医院を作ることです。それぞれ非常に幅広い知識と実践が必要になります。一般企業であれば、それぞれの戦略に対して部署が設けられ、日々業務を行っています。院長ひとりでそれらを実行することは現実的に不可能です。筆者はこれらの業務を円滑に行うために、歯科医療を行う部署とは別に経営戦略室（事務局的な立ち位置）の部署を立ち上げ、業務を行っています。

　最後に、それらを総合的に考えていくうえで必要になるのが経営戦略です。経営戦略は自社を取り巻く外部環境や、自社の内部環境を正しく整理し、これからの企業を引っ張っていくための方法を考えることです。その経営戦略の考え方は、自社のビジョンやミッションによって方向性が変わります。詳細は各章でわかりやすく解説します。

●

　本別冊では、DBA フレームワークの内容を順に解説していきます。では、さっそく10時間でわかる歯科経営学の旅にいっしょに出かけましょう。よい旅になることを祈っています。

【参考文献】

1）厚生労働省：令和元年医療施設実態調査（医療機関等調査）. https://www.mhlw.go.jp/bunya/iryouhoken/database/zenpan/iryoukikan.html（2024 年 11 月 28 日最終アクセス）

2）WHITE CROSS：2024 年 4 月 26 日 日本歯科医師会定例記者会見. https://www.whitecross.co.jp/articles/view/3124（2024 年 11 月 28 日最終アクセス）

3）日本歯科医師会：データで見る 2040 年の社会と今後の歯科医療. https://www.jda.or.jp/dentist/vision/pdf/vision-02.pdf（2024 年 11 月 28 日最終アクセス）

第1章　経営を持続させる基本的な考え方を養う

2．経営理念
MVV経営とは何か？
成功する歯科医院戦略

浅野惇太（愛知県・あさの歯科クリニック）

 ### 経営理念と医院理念

　経営理念は、企業の存在理由や社会的役割を明文化したものです。一般的に、企業は何らかの目的や価値をもって存在しています。その目的を実現するために、具体的な行動や方針を示すものが経営理念です。たとえば、「顧客に対して何を提供し、どのような価値を創出するのか」といった問いに対する答えが、経営理念の中心に位置します。

　経営理念は、企業の戦略や方針を統一し、従業員やステークホルダー（後述）に明確な方向性を提供します。それにより、全体が同じ目的に向かって活動しやすくなり、組織の一体感が高まります。また、経営理念は企業文化や組織の価値観を形成するうえでの指針としても機能します。これにより、企業の長期的な発展や社会的責任を果たすための土台を築くことができます。

　歯科医院でも、経営理念は重要な要素です。医院理念は、その医院がどのような存在価値をもち、どのような医療サービスを提供するかを明示します。これは、医院の経営者や創業者が掲げる理念であり、患者やスタッフに対して医院の方向性や価値観を共有するためのものです。

　医院理念は、単に経営者のビジョンを示すだけでなく、スタッフ全員がその理念に基づいて医療を提供するための指針となります。これにより、患者に対する一貫したケアが提供され、医院全体の信頼性が向上します。また、理念に共感する歯科医師や歯科衛生士、コ・デンタルスタッフを採用することで、組織全体が同じ目標に向かって協力しやすくなります。

 ### 経営理念の構成要素：MVV（Mission, Vision, Value）

　経営理念を策定する際、とくに重要なのがMVV（Mission, Vision, Value）という考え方です。これは、企業や組織が明確な方向性を示し、効果的な経営を行うためのフレームワークです。MVV経営は、ミッション（使命）、ビジョン（将来像）、バリュー（価値観）という3つの要素から成り立ち、それぞれが組織の

> **ミッション（Mission）**
> ミッションは、組織の存在理由や目的を示すものであり、「なぜこの企業が存在するのか」という問いに答えます。具体的には、顧客に対してどのような価値を提供し、社会にどのように貢献するかを明確にすることが求められます。

> **ビジョン（Vision）**
> ビジョンは、組織が将来どのような姿を目指すかを示すものです。企業の長期的な目標や理想像を描き、5年後や10年後にどのような組織でありたいかを明確にします。ビジョンは、従業員やステークホルダーに対してインスピレーションを与え、全員が共通の目標に向かって協力するための動機付けを提供します。

> **バリュー（Value）**
> バリューは、組織の行動基準や価値観を示すものです。日々の業務や意思決定において、どのような価値観に基づいて行動するべきかを明確にします。これにより、組織の文化が形成され、長期的な成長や持続可能性を支える基盤が作られます。

図❶　効果的な経営を行うための3つの要素

文化や戦略を形成する基盤となります（図1）。

MVV経営の意義

　MVV経営を歯科医院に取り入れることで、医院全体の方向性が明確になり、スタッフのモチベーション向上や患者満足度の向上に繋がります。明確なミッション、ビジョン、バリューをもつことで、スタッフ全員が同じ目標に向かって協力しやすくなり、医院の成長を促進する効果も期待できます。

1．組織の一体感を高める
　MVV経営を導入することで、従業員は共通の目標に向かって協力しやすくなります。これにより、組織全体の団結感が高まり、一貫した医療サービスの提供が可能になります。とくに、歯科医院のような医療現場では、スタッフの連携が非常に重要です。共通の価値観や目標をもつことで、患者に対しても質の高い医療を提供できます。

2．意思決定の基準を提供する
　MVVが明確であれば、日々の業務における意思決定がスムーズになります。経営層やスタッフは、理念に基づいた判断ができ、戦略的な方向性が一貫性をもつようになります。これにより、組織全体が共通の目標に向かって進むことができ、結果として持続可能な成長が促進されます。

3．スタッフのモチベーション向上
　MVVを共有することで、スタッフが共通の目標に向かって働く意識が生まれます。ミッションやビジョンを理解したスタッフは、その実現に向けて努力する

ようになり、結果として組織全体の士気が高まります。とくに医療現場では、患者に対して質の高いサービスを提供するために、スタッフのモチベーションが重要な要素となります。

4．患者との信頼関係を構築する

ミッションやビジョンを患者に明確に伝えることで、医院の理念や価値観に共感する患者が増え、長期的な信頼関係を築くことができます。患者は、医院が提供する医療サービスに対して安心感をもち、定期的に通院するようになるでしょう。共感できる理念は、患者が医院を選ぶ際の重要な判断材料となります。

 ## 経営理念を浸透させるための取り組み

経営理念を策定するだけでなく、それを組織全体に浸透させ、日々の業務に反映させることが重要です。

1．スタッフへの教育

まず、スタッフに対して経営理念を理解してもらうことが重要です。新人研修や定期的な勉強会を通じて、理念の内容やその重要性を共有します。とくに、新入社員が医院の文化や価値観を理解するための教育は不可欠です。ミッションやビジョンは長くて覚えにくかったり、抽象性が高いワードが多くなったりしがちです。筆者の医院では、まずはバリューの浸透から大切にしています。

2．日常業務における実践

理念を単なる言葉として掲げるだけでなく、日々の業務に取り入れることが重要です。たとえば、スタッフの評価基準に理念に沿った行動が含まれるようにするなど、理念が実践されているかどうかをチェックする仕組みを整えることが有効です。スタッフが何かの意思決定で迷うことがあるときは、まずは医院理念に立ち返ることを勧めています。

3．リーダーシップの役割

医院のリーダーシップ層が、理念を体現することが重要です。リーダー自身が理念に基づいた行動を取り、スタッフに対してその模範を示すことで、組織全体が理念に従った行動を取るようになります。毎週のミーティングで開始時に繰り返し、理念の確認、価値観の確認などを行うとよいでしょう（図2）。

 ## 経営理念が医院の成功に与える影響

経営理念は、単なる経営方針や目標を超えて、組織全体の成功に多大な影響を与えます。とくに、歯科医院のように患者との信頼関係が最も重要とされる業界

第1章　経営を持続させる基本的な考え方を養う

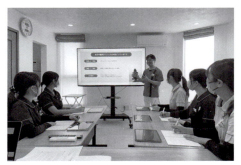

図❷　院内ミーティングの様子

では、理念の力はそのまま患者の安心感や信頼感に繋がります。

1．患者の信頼感向上

　医院の経営理念が患者にとって理解しやすく、共感できるものであれば、医院に対する信頼感が向上します。たとえば、「患者の健康を第一に考え、最善の医療を提供する」という明確なミッションを掲げることで、患者は医院が自分たちの健康を最優先に考えていると感じ、安心して治療を受けられます。

　また、理念がしっかりと医院のサービスやスタッフの対応に反映されていると、患者はそれを感じとり、医院に対する信頼がさらに深まります。患者は、自分の治療が医院の掲げる理念に基づいて行われていると実感することで、医院への信頼感も高まります。

2．スタッフのエンゲージメント向上

　医院理念は、スタッフのモチベーションやエンゲージメントにも大きく影響します。明確なビジョンやミッションがあることで、スタッフは自分たちがどのような目的のために働いているのかを理解しやすくなります。その結果、日々の業務に対して積極的に取り組む姿勢が生まれ、スタッフの働き甲斐が向上します。とくに歯科医院では、スタッフが感じる使命感が患者の健康寄与に直結します。理念に共感し、自分の仕事に意義を感じているスタッフは、患者に対してより親身に接し、質の高い医療サービスを提供する傾向があるといえます。これにより、医院全体の医療レベルが向上し、結果として患者満足度も高まります。

3．医院の競争力強化

　医院理念をしっかりと確立し、それが日々の活動に反映されることで、競争力の強化にも繋がります。とくに、歯科医院は地域密着型のサービスであるため、他院との差別化が必要です。理念に基づいた独自の価値観やサービス提供が明確であれば、他院と差別化が図れ、患者に選ばれる医院としてのブランド価値が高まります。また、歯科医師や歯科衛生士の求人が困難な時代に、明確なビジョンを掲げて歯科医療を行うことで、差別化要素をアピールできます。ビジョンなき

表❶ SWOT 分析

	好影響	悪影響
内部環境	Strength（強み） 医院の強み： 目標や戦略達成に貢献し得る組織の特質	Weakness（弱み） 医院の弱み： 目標や戦略達成の障害となる組織の特質
外部環境	Opportunity（機会） 市場の機会（ニーズ）： 目標や戦略達成に貢献し得る外部の特質	Threat（脅威） 医院の脅威： 目標や戦略達成の障害となる外部要因

歯科医院は今後、求人面でも難しくなっていくでしょう。

4．長期的な経営の安定

　理念を基盤とした経営は、短期的な利益追求にとどまらず、長期的な経営の安定を目指すうえで重要です。経営理念が明確であれば、医院はその理念に基づいて一貫した意思決定を行うことができ、急激な外部環境の変化に対しても柔軟に対応する力が養われます。

　また、理念に基づいた経営は、医院内外からの信頼を獲得しやすくなります。これにより、患者だけではなく、地域社会やスタッフ、その家族に対しても、医院としての一貫した姿勢を示すことができ、長期的な経営の安定に繋がります。

経営理念の策定プロセス

　経営理念の策定は、単に美辞麗句を並べることではなく、医院の実態に即した内容でなければなりません。理念が現実的かつ具体的であればあるほど、スタッフや患者に受け入れられやすく、日々の活動に反映されやすくなります。以下は、経営理念を策定する際のステップです。

1．自院の強みと特徴を分析

　まず、自院の強みや特徴をしっかりと理解することが大切です。医院が提供しているサービスや技術、患者からの評価、地域における立ち位置などを総合的に分析し、そのなかでとくに強調すべき点を見つけます。これにより、他院と差別化できる要素や、自院ならではの魅力を把握できます。強みを理解するうえで行わなければならないことが、「選択」と「集中」です。何に力を入れ、何を捨てるのかを取捨選択していかなければなりません。ビジネススクールなどでは、自社の強みを測定するためにSWOT分析（表1）などを用いることがあります。

2．ステークホルダーの意見を反映する

　経営理念を策定する際には、医院にかかわるすべてのステークホルダー（患者、スタッフ、取引先、地域住民など）の意見を考慮することが重要です。「ステー

クホルダー」というワードはあまり聞きなれない言葉かもしれませんが、歯科医院経営をはじめとするビジネスは、一人では成り立ちません。患者やスタッフ、歯科技工所、ディーラー、メーカー、銀行、地域住民など、さまざまな方とのお付き合いでビジネスが成立しています。理念が実際に反映されるのは、スタッフの日々の行動や患者とのやりとりにおいてです。そのため、理念は現実的であり、ステークホルダーが共感できる内容でなければなりません。

　スタッフからの意見を取り入れることで、診療現場の声を反映した現実的な理念を策定できます。また、患者や地域住民の意見を聞くことで、医院が社会的にどのようにみられているのかを理解し、その視点を反映させた理念が策定可能となります。社会貢献活動や地域貢献活動は、今後、医療業界でも必須の取り組みになっていくでしょう。

3．明確で簡潔な表現を心がける

　経営理念は、あまりに複雑で抽象的だと、実際に浸透させることが難しくなります。理念は、誰にでも理解しやすい明確で簡潔な表現であることが求められます。とくに、スタッフや患者に対して説明する際に、わかりやすく伝えることが重要です。抽象度の高い表現だと、どうしても解像度が落ちてしまいますが、直球で伝えるのもビジネスの幅を小さくしてしまいます。しかしながら、スタッフや患者に伝わらなければ、単なる言葉遊びで終わってしまいます。

4．経営層の合意を得る

　経営理念の策定にあたっては、経営者の合意が不可欠です。理念は組織全体の指針となるものであるため、トップマネジメントがその内容を理解し、実践する意思をもっていなければなりません。多くの歯科医院ではその役割を院長が担っていますが、ボトムアップ型の組織であれば、スタッフが経営者に理念を提案し、それを組織の全体に反映させるためのリーダーシップを発揮することで、理念が現実的に機能するようになります。

5．公開と共有

　理念を策定したら、それを適切に公開し、組織内外に共有します。院内での共有方法としては、朝礼や終礼、院内ミーティングやスタッフ間のチャットなどを活用するのが一般的です。さらに、定期的な研修やミーティングを通じて、スタッフに理念を意識してもらい、具体的な行動に反映させるための教育を行います。

　また、患者や地域住民にも理念を伝えることが大切です。医院のウェブサイトやパンフレット、待合室の掲示物などを通じて、患者が理念を理解し、共感できるようにします。いわゆる「共感力」と呼ばれるものです。理念を患者に伝える

ことで、患者が医院に対して信頼感をもちやすくなり、長期的な関係構築に寄与します。

 ## 経営理念の実践と浸透

　経営理念は策定しただけでは機能せず、それをどのように実践し、組織全体に浸透させるかが重要です。理念が浸透することで、日々の院内での行動指針や患者に提供できるサービスの平準化が保たれます。

1．スタッフ教育と理念の浸透
　経営理念を実際の行動に反映させるためには、スタッフへの教育とトレーニングが欠かせません。新入社員向けのオリエンテーション、定期的な研修プログラムやミーティングを通じて、経営理念をスタッフにしっかりと理解させ、日常業務にどのように取り入れるべきかを具体的に指導します。

　たとえば、患者対応に関するトレーニングでは、理念に基づいた接遇やホスピタリティが重視されます。スタッフが理念を具体的な行動に落とし込み、患者とのコミュニケーションにおいても実践することで、医院全体のサービス品質が向上します。

　また、スタッフが理念に共感し、主体的にそれを実践できる環境作りも重要です。理念に沿った行動を奨励し、成功事例を共有することで、スタッフの意識を高められます。理念を体現する行動が評価され、認められる文化が醸成されることで、自然と組織全体が理念に基づいた行動を取るようになります。今後、医院規模を拡大していく際には、医院理念に共感してもらえる人材を採用する必要がありますし、採用後の教育も現存するスタッフが医院理念をしっかり把握し、行動に示していなければ、よいサイクルが生まれません。

2．リーダーシップと理念の実践
　経営理念が組織全体に浸透するためには、経営者や幹部スタッフが率先してその理念を体現する必要があります。トップマネジメントが理念に基づいた意思決定を行い、自らが模範となって行動することで、スタッフは理念が単なる理想論ではなく、現実に基づいた行動指針であると理解します。

3．組織文化としての理念の定着
　経営理念が真に組織に浸透し、実践されているかどうかは、組織文化として定着しているかによって測られます。理念が単なる掲示やスローガンではなく、日々の業務やスタッフの行動のなかに自然に組み込まれている場合、それは組織文化としての理念の定着を意味します。

組織文化としての理念を強化するためには、定期的なフィードバックや振り返りの機会が重要です。スタッフ同士が理念に基づいた行動について話し合い、改善点を見つけることで、組織全体が理念の実践に向けて成長し続けられます。つねにPDCAサイクルを回し、スタッフ同士が理念について深く学び、考え、理念に基づく行動が評価される環境を整えることで、スタッフが意欲的に理念を実践するモチベーションを高められます。

4．患者との関係における理念の役割

　経営理念は、患者との関係構築においても大きな役割を果たします。理念が患者に伝わり、共感されることで、患者は歯科医院に対して強い信頼感を抱きます。

　さらに、理念が患者対応や治療方針に反映されている場合、患者は自分が受ける医療に対して高い満足感を得られます。患者は自分の意見や希望が尊重され、医院全体が一貫した方針の下で運営されていると感じると、継続的なメインテナンスを通じて歯科医院との信頼関係が高まります。

経営理念の見直しと進化

　経営理念は策定して終わりではなく、定期的に見直しや更新を行うことが重要です。医療業界や社会情勢の変化に伴い、医院が掲げる理念も進化していく必要があります。一度策定した理念を永続的に貫くのではなく、その時代や環境に適合させながら柔軟に対応していくことが求められます。

1．社会の変化に対応した理念の進化

　社会や患者のニーズが変われば、医院が提供するサービスや治療の内容も変わります。たとえば、高齢化社会に伴い、予防医療や口腔ケアに重点を置いたサービスが求められる場合、医院の経営理念もそれに合わせて進化させる必要があります。予防医療（予防歯科）を軸にしていた歯科医院が、患者層の高齢化に合わせて、訪問診療も取り組んでいく流れは必然となってくるかもしれません。

2．スタッフからのフィードバックを反映した見直し

　理念の見直しに際しては、スタッフからのフィードバックが非常に重要です。スタッフは日々の業務を通じて、理念がどのように実践されているか、またどのような点が改善の余地があるかを最もよく理解しています。定期的なミーティングや360°評価を通じて、スタッフからの意見を収集し、理念の更新に反映させることで、現実に即した理念の進化が可能となります。

　また、スタッフが理念の策定や見直しに参加することで、彼らのエンゲージメントが高まり、理念を実践するモチベーションが向上します。スタッフ全員が一

体となって医院理念を推進していくためには、幅広い意見を尊重し、反映する姿勢とリーダーシップが重要です。

3．患者ニーズの変化に応じた理念の再考

患者のニーズも時代とともに変わっていきます。たとえば、かつて「むし歯の洪水」時代には、単にう蝕治療や補綴処置が求められていたものが、現在では美しい歯並びやホワイトニングといった審美的な要素が重視されるようになっています。また、予防歯科の概念も周知されるようになり、医療に求められるレベルも高くなってきました。このような患者のニーズの変化に対応するためには、医院理念も柔軟に見直す必要があります。

患者アンケートやフィードバックを通じて、彼らが何を求めているのかを把握し、それに応じたサービス提供を理念に反映させることで、患者満足度の向上に繋げることができます。理念が患者の期待に応えていると感じられることで、医院の信頼性やブランド価値も高まります。

4．競合環境の変化と理念の再検討

競合となる他院の動向や市場の変化も、理念を見直す際に重要な要素です。

たとえば、他院が予防医療に特化したサービスを打ち出している場合、自院もその方向にシフトするかどうかを検討し、理念に反映させることが求められます。競争環境に対応しつつ、医院の独自性を保ちながら理念を進化させることで、他院との差別化を図り、競争力を維持できます。近年では、資本力の大きな医療法人が分院展開するケースも少なくなく、どのような差別化を行って患者に医療を提供していくのか、再検討を行うことも必要になります。

 ## 経営理念が医院の未来に与える影響

最終的に、経営理念は医院の未来を方向づける重要な要素となります。明確な理念があることで、医院はその理念に基づいて長期的なビジョンを描けます。また、スタッフや患者との信頼関係を築き、持続可能な発展を遂げるための指針となります。

理念を実践し続けることで、医院は地域社会からの信頼を得られ、さらに新たな患者やスタッフを引きつける力が強まります。また、理念に基づいた経営は、単なる利益追求ではなく、医院が社会的な使命を果たし、患者の健康を守り続けるという長期的な目標を実現するための道標となります。経営理念が明確であり、実践されている医院は、つねに前向きな成長を遂げ、変化する環境にも柔軟に対応しながら、その存在意義を強固なものにしていくでしょう。

Q&A

浅野惇太（愛知県・あさの歯科クリニック）

Q 経営理念を策定するためにお勧めの書籍はありますか。

A 経営理念の策定は、歯科医院の成長と持続的な発展に欠かせない重要なステップです。組織の方向性や目標を明確にし、スタッフの意識を統一するためには、理念に魂を吹き込むことが必要です。しかし、言葉に込めるメッセージの重みや、組織全体が共感できる内容を作り上げるには多くの知見が求められます。理念の策定に役立つ書籍を厳選して紹介します。

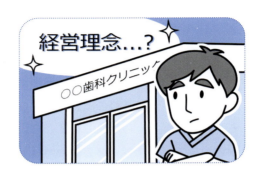

1.『ビジョナリー・カンパニー2──飛躍の法則』(ジム・コリンズ 著、山岡洋一 訳／日経BP)

『ビジョナリー・カンパニー2──飛躍の法則』は、ジム・コリンズが成功する企業とそうではない企業の違いを探求した一冊です。彼は「よい会社」が「偉大な会社」に飛躍するための法則を、徹底したデータ分析に基づいてあきらかにしています。その中心には、謙虚でありながら強い意志をもつ「第五水準のリーダーシップ」があり、偉大な企業はこのタイプのリーダーによって導かれています。

また、偉大な企業は「誰をバスに乗せ、誰を降ろすか」という人材選びを重視し、「針鼠の概念」というシンプルかつ深い戦略をもっています。さらに、「飛躍の法則」に基づき、小さな成功を積み重ねることで大きな飛躍を遂げる姿勢が重要です。短期的な成果ではなく、長期的、かつ持続的な成長を目指す姿勢が、よい会社を偉大な会社へと変える鍵となります。

2.『実践経営哲学』(松下幸之助／PHP文庫)

松下幸之助の『実践経営哲学』は、経営者としての考え方や哲学を実体験に基づいて述べた書です。松下は「経営の目的は社会への貢献であり、利益はその結果にすぎない」と強調します。企業活動は社会の一部であり、事業を通じて社会に価値を提供することが重要であると説きます。

また、経営におけるリーダーシップの重要性についても触れています。リーダーはビジョンをもち、それを共有することで組織を導くべきだと考えました。そのためには「素直な心」をもち、現実を正確に認識し、常に学び続ける姿勢が大切だと説きます。

加えて、松下は人材の重要性を強調し、社員を「人間」として尊重し、育成することが企業の成功に繋がるとしています。企業の成長には、個々の社員が自らの成長を目指し、全体としての調和を保ちながら働く環境を整えることが不可欠です。『実践経営哲学』は、経営者にとっての基本的な心構えと、成功するための実践的な指針を提供する名著です。

また、松下の著作には『社員心得帖』という、企業に身を置いて、一社員として働くことの意義を、新入社員、中堅社員、幹部社員に向けて説いた書籍もあります。歯科医院で働くスタッフが医院理念を理解するために必要な知識が集約されています。

第1章　経営を持続させる基本的な考え方を養う

3．経営戦略
成功する歯科医院のための戦略策定

新見隆行（群馬県・明治歯科診療所）

　本別冊を読んでくださっているあなたと同じように、筆者も日々、自院について「どうしたらもっとよくなるだろうか？」、「どうやってこの問題を解決しようか？」などと考えています。それは昔もいまも変わりません。以前の筆者は、あれこれ考えて実行してはみるものの、なかなか医院の課題を解決できませんでした。当時の自分は一体何がダメだったのか、いまならわかります。それを「おいしいカレーを作ること」にたとえてみたいと思います。

 経営戦略をカレー作りにたとえると……

　筆者は「カレー作りはジャガイモがすべて」という本を読み、ジャガイモの産地や鮮度、皮の剥き方、火の通り具合だけにこだわっておいしいカレーを作ろうとしていたのです。ジャガイモでうまくいかなかったら、次はニンジン、玉ねぎ、鍋の選び方……。賢明なあなたはそんな筆者にツッコミを入れたくてウズウズしていることでしょう。でも、恥ずかしながら昔の筆者は本当にそんなふうだったのです。
　さて、現在の筆者が経営戦略的においしいカレーの作り方を解説すると以下のようになります。

1．カレー作りの目的について考える
　一口にカレーといっても、作る目的はさまざまです。今日のわが家の晩ごはんで家族のみんなにたくさんおかわりしてほしいのか、あるいはキャンプの晩ごはんで焚火を囲んで仲間とワイワイ楽しく食べたいのか。それによって、どんなカレーがよいのかが変わってきます。

2．カレー作りの一般的な方法を確認する
　一般的なカレーの作り方として、カレーには野菜と肉が具として入り、ルーを煮込んでご飯にかけて食べるんだな、ということを理解します。

3．食べる相手について考える
　カレーを誰が食べるのかも重要です。子どもが食べるカレーなら辛口は避けたほうがよいし、ニンジンが苦手な人が食べるならニンジンは入れないほうがよい

ですよね。こんなふうに、食べる相手によっておいしいカレーは変わってきます。

4．自分の料理の腕前、かけられる時間やお金、手に入れられる材料を考える（自分の実力の把握）

　専門店のカレーが究極の理想であっても、自分がいまそれを作れるかというと話は別です。まず、いますぐ買い物に行けなければ、冷蔵庫の中にある材料だけで何とかしなければなりませんし、スパイスを調合したくても、その知識も技術ももっていないのが普通でしょう。そうなると、いまの自分には市販のルーが現実的かもしれません。また、もし仮に10年後のカレーの話をしているのであれば、いまから専門店に弟子入りし、インドで修行することも可能です。

5．どんなカレーを作るか決める

　甘口や辛口といった辛さの程度や、レトルトを温めるだけの簡単なものからレシピ本を見て作るちょっと手の込んだカレーまで、自分が現状で作れるカレーにも幅があります。そのなかで、今回どんなカレーを作るかを意思決定します。

6．いざカレー作り

　いよいよカレー作りに取り掛かります。いざ作り始めるとなかなか予定通りにいかないものです。そのため、作りながら味見をして出来栄えを確認したり、調味料で味を調えたり、実際に作りながらカレーをよりおいしく仕上げていきます。

7．カレーを食べる

　ここまで、あれこれ考えながら一生懸命カレーを作ってきました。それで満足してしまいそうになりますが、食べるために作ったことを忘れてはいけません。ここまでのプロセスを嚙み締め、じっくり味わいながらいただきます。

8．カレーの振り返り

　カレーを食べたらそこで終わりではありません。カレー作りのプロセスから実際に作ったカレーのおいしさまで、今回のカレーすべてを振り返り、もう一度作るとしたらどこか変える必要はあるかを考えて次のカレー作りに向かって新たなスタートを切ります。

　「カレー作りはジャガイモがすべて」……ではないですよね。もちろんニンジンや玉ねぎや鍋がすべてでもありません。本項では、「おいしいカレー作り」を「成功する歯科医院の経営戦略策定」に置き換えて解説します。

 経営戦略策定

1．経営戦略とは

　経営戦略策定と実行のプロセスについて、カレー作りと歯科医院の経営戦略を

成功する歯科医院のための戦略策定

表❶　経営戦略策定のステップと各要素

ステップ	カレー作り	医院の経営戦略	ステップの目的
準備	①目的について考える	理念・ビジョンの確認	自院の「成功」を定義する ゴールを設定する
		外部環境分析	政治・経済・社会・技術など医院を取り巻く環境を把握する
	②一般的な方法の確認	業界分析	歯科業界の特徴を理解する
		KSF の特定	歯科業界での成功要因を特定する
		競合分析	競合となる歯科医院の現状を把握する
	③食べる相手について考える	患者分析	自院の来院患者や地域の患者層の特性を把握する
	④自分の実力の把握	自院分析	自院の現状、強み・弱みを把握する
意思決定	⑤どんなカレーを作るか決める	意思決定	理念や分析結果を踏まえて何をするかを決める
戦略策定		戦略策定	決めたことを実現するために、全体の方向性や具体的な計画に落とし込む
戦略実行	⑥いざカレー作り ⑦カレーを食べる	戦略実行	決めた方向に進むため、計画を実行する 計画を実行しながら進捗具合の確認と調整を行う
再評価	⑧カレーの振り返り	戦略の再評価	結果を確認し、今後どうするかを考える

以下に解説します（**表1**）。

　カレー作りの話では、経営戦略の策定前の準備（①〜④）、意思決定と戦略策定（⑤）、戦略実行（⑥⑦）、そして再評価（⑧）まで、経営戦略の全体像を示しました。経営戦略の全体像を何となくイメージしていただけたでしょうか。そのなかで、経営戦略の策定とは、カレー作りの話では⑤の部分を指します。「どんなカレーを作るか」と「そのために何をすべきか」を決めることです。

2．歯科医院における経営戦略策定

　これを歯科医院に当てはめていきます。歯科医院を長期的に成功させるために、何を目指すのかを決めて、そのために何を行うかを計画します。大きく分けて、2つの方向性があります。

1）大きな方向性

　歯科医院に当てはめるなら、予防中心の医院を目指そう、インプラントに力を入れよう、地域に密着しよう、というようなイメージです。

2）細かい方向性

　大きな方向性を実現するため、ヒト・モノ・カネについて細かく決めることです。歯科医院に当てはめるなら、インプラントに力を入れるために勉強会に参加しよう、地域密着を目指して近隣のイベントに出店してみようなど、大きな方向性を実現するために何を行うか決めるというイメージです。

3．経営戦略策定のプロセス

　戦略策定のプロセスを簡単に説明すると、まず、「歯科医院がやりたいこと」

があり、「患者さんが望むこと」があります。歯科医院がやりたいことを患者さんが望んでいれば、歯科医院は何もしなくても成功します。しかし、そのようなことは稀で、両者にはギャップがあるのが普通です。そのため、お互いの望むことをはっきりさせ、そのうえでギャップを調整する必要があります。どうしたらよいかいろいろと調べ、考え（準備）、何をするか決めて（意思決定・戦略策定）、そして実行する（戦略実行）ということです。

　以下に、その一連のステップと目的について解説していきます。

ステップ1：医院がやりたいことの確認（目的・理念・ビジョン）

　まず、医院の目的である理念（医院の信念）・ビジョン（将来の理想像）を確認します。これは医院が存在している意味であり、歯科医院が何をしたいのかに直接的に影響を与える要素です。

ステップ2：時代の流れや環境の変化を確認する（外部環境分析）

　医院がやりたいことをできるかどうかは、条件によっても大きく左右されます。ここでは、政治・経済・社会・技術など、歯科医院をとりまく環境を確認します。外部環境分析は、マクロな環境変化をとらえるうえで非常に重要です。詳細は、p.40「第1章 4.未来経営」で解説します。

ステップ3：歯科医療業界の特徴・成功パターンを知る（歯科医療業界分析・成功要素［KSF：Key Success Factors］の特定）

　歯科医療業界の特徴をよく理解していることは、成功の助けとなります。KSFについては後述します。

ステップ4：自院の地域について確認する（競合・患者・自院分析）

　自院がある地域について、自院を含め、歯科医院はどのようなことをしていて、患者さんは何を望んでるかを調べます。歯科医院はおもに近隣に住んでいる方が受診されますが、地域や年齢・性別ごとに望みは異なります。また、歯科医院側も、地域や来院する患者さんによってやりたいことに偏りがあるかもしれません。

ステップ5：何を目指すか・何を行うか決める（戦略策定）

　それぞれの分析を踏まえて医院の方向性を決定します。何をやりたいかについて、大まかな方向性と、何をやっていくかを細かく計画していきます。このとき、医院のしたいことに患者さんを合わせるか、患者さんの望むことに医院を合わせるか両方のアプローチから考え、そのバランスは院長が意思決定します。

ステップ6：戦略実行・評価と修正（モニタリングとフィードバック）

• 定期的な評価

　戦略実行後、定期的に成果を評価し、必要に応じて戦略を修正します。これに

成功する歯科医院のための戦略策定　　33

表❷　歯科医院の売上・費用・利益（参考文献[2]より引用改変）

	個人医院		医療法人	
売上	47,403千円	100%	111,352千円	100%
売上原価	7,631千円	16.1%	16,723千円	15%
売上総利益	39,772千円	83.9%	94,629千円	85%
販管費及び一般管理費	27,392千円	57.8%	85,006千円	76.3%
営業利益	12,380千円	26.1%	9,356千円	8.4%

は、患者満足度の調査や収益の分析が含まれます。また、患者やスタッフからのフィードバックを取り入れ、戦略の改善に役立てます。

・ 持続的な改善

　市場の変化や患者ニーズの変化に対応するため、定期的に競合・患者・地域・自院分析を行い、戦略を更新します。

歯科医療業界分析

1．歯科医療業界の特徴を理解する

　これらの成功要因を的確に実行し、継続的に改善していくことで、長期的な成功を収めることが可能です。しかし、全部やるのはたいへんですし、どの施策も同じように効果を発揮するわけではありせん。そのため、自分の医院の優先順位を決めて取り組む必要があります。それこそ、理念、分析、KSFから、何をやって何をやらないか決めることが経営戦略の策定ということになります。

1）小規模・分散型事業

　歯科業界は小規模な事業者が多数存在しているのが特徴です。その理由として、まず、製造業なら1日に何万個も商品を作って売ることが可能ですが、歯科医院では、1日に診察できる患者数に限りがあります。そのため大企業のような大手が生まれにくいのです。また、歯科医院は成功パターンが多様で、圧倒的な勝ちパターンが存在しません。このような業界では、院長のような影響力をもつ個人の資質が事業の成否に大きな影響を与えます。

2）歯科医院のコスト構造

　個人医院・医療法人の売上・費用・利益の平均は表２のようになります。歯科医院の費用は個人医院でも医療法人でも割合に大きな差はありません。医療法人では院長の収入が販管費及び一般管理費に含まれています。

3）固定費型事業

　歯科医院は設備投資と人件費が経費の大部分を占める固定費型事業です（図２）。固定費型事業はコスト削減が難しく、損益分岐点が高くなります。そのため、設備や人員を有効活用し、稼働率を向上させることが重要です。

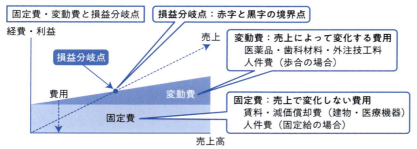

図❷　固定費型事業。高額な医療機器設備、従業員が必要

4）女性中心の業界

　女性は、結婚、出産、育児、介護など、ライフステージの変化により、生活や仕事に影響を受けやすいという社会的な特徴があります。歯科医院は小規模事業のため、働く人も少人数です。そのため、出産・育児などで一度職場を離れると、現場を支えるために新たな採用を行わざるを得ません。すると、出産・育児後に元の職場に復帰する余地がなくなってしまいます。このような業界構造から、従業員が流動的となりやすく、また、常勤・非常勤などの雇用形態が不安定となりやすい特徴があります。

2．歯科医療業界の成功要因（KSF）

　歯科医院におけるKSFは、以下のように特定されています。

1）患者満足度の向上

　患者との信頼関係を築き、治療に対する満足度を高めることが最も重要です。多様化しているといわれる患者のニーズを的確にとらえ、それに応えることが信頼の鍵となります。

2）スタッフ満足度の向上

　歯科医院で実際にサービスを提供するのはスタッフです。そのため、優秀でモチベーションの高いスタッフを確保する必要があります。スタッフへの教育や福利厚生の充実をはじめ、良好な労働環境を整えることは、医院の成功にとって欠かせない要素となります。

3）高品質な治療と技術力の向上

　歯科医療のサービスの本質は、治療によって患者さんの困りごとを解決することです。そのために、歯科医師やスタッフの継続的なスキルアップおよび知識のアップデートを行ったり、最新の医療機器への投資を行ったりして、高品質な治療を提供できるようにするのが重要です。

4）院内環境の整備

　医療機関として、感染予防対策の徹底や清潔感のある雰囲気作りは、とくに患者さん・スタッフ双方から強く求められる要素です。また、設備の充実や快適な

診療環境は患者さんの安心感に繋がる要素です。院内環境を整えることは、幅広く医院の成功に貢献する要素となります。

5）地域密着型のマーケティング

歯科医院の患者さんは、近隣地域に住む方が大部分を占めます。このため、医院の立地する地域特性を理解し、潜在的な患者さんに来院していただくための地域に密着したマーケティングを行うことが重要となります。

6）経営管理の効率化

予約システム、在庫管理、会計処理などの運営管理は医院にとって必要不可欠ですが、比較的多くの手間や管理コストがかかっているのも事実です。これらを最適化・効率化することで、医院全体がより診療に専念できるよう、管理の手間やコストを省くことが重要です。

7）インターネットの有効活用

近年、患者さんはウェブサイトやソーシャルメディアで歯科医院や治療についての情報収集を行うようになっています。歯科医院はオンラインでの情報発信や口コミの管理を通じて、自院のブランド力を高める必要があります。また、オンライン予約は医院の新たな窓口となっており、歯科医院がインターネットを上手に活用することの重要性が高まっています。

3．経営戦略策定のポイント

さて、これから歯科医院成功のための戦略策定を行うにあたり、成功から逆算したときに見えてくる戦略策定のポイントについて解説します。

1）スタッフ・患者・医院が「三方よし」の経営戦略になっているか

よい経営戦略の要件の1つに「スタッフ・患者・医院」の「三方よし」が挙げられます。「三方よし」とは近江商人の商売の考え方を表現した言葉で、商売を通して「売り手よし、買い手よし、世間よし」と三者に利益がある状態です。

スタッフ・患者・医院の三方よしの戦略は、医院の成功に向けたプラスの循環を生み出し、持続的な医院の成功に繋がります。戦略策定するときは俯瞰的に分析結果を眺め、この「三方よし」に十分配慮しましょう。また、戦略実行した結果、予期せぬしわ寄せが生じてしまった場合、「三方よし」となるよう改善するか、それが難しければ、中止の判断を下すべきです。

スタッフよし

戦略を実際に実行するためにはスタッフの力を借りなければなりません。スタッフにとってメリットのある戦略、やりがいや納得感のある戦略は、その実行性が高くなります。成果をスタッフに還元することも有効です。

患者よし

　医院に利益をもたらすのは患者さんです。そのため、戦略は患者満足の向上に繋がっている必要があります。患者さんからの支持を失った医院に成功はあり得ません。

医院よし

　戦略の目的は「医院の成功」です。そのため、その取り組みで医院が成功に向かって前進している必要があります。先行投資やランニングコストの負担が必要ですが、それらが身の丈に合っていること、成果に結びついていることが重要です。

2）理念・経営戦略・各種戦略の実行がしっかり結びついているか

　成功する歯科医院の経営は、理念・経営戦略、そして、各種戦略の実行が結びついていることが重要です（経営の全体像の図は、p.17「第1章 1. 図3を参照）。

　医療収入を意識しすぎて患者さんからの評価を下げてしまった……というようなことは陥りやすい罠です。目的を見失い、手段が目的化してしまうという失敗を避けるため、医院の理念・ビジョン・価値観をいま実行していることが正しいのかの判断基準としてください。また、実行していること同士が整合していることも重要です。アクセル踏みながらブレーキを同時に踏むようなことになっていないか。難易度や規模の点で身の丈に合っているか。実行のタイミングはいまでよいかを確認することが大事です。

3）定量データを基にした戦略策定・進捗確認・再評価を行っているか

　各種分析、戦略策定、進捗確認、再評価のすべてで、数字を基に判断を行うことが大切です。評価を行うときに、進捗や再評価では数値化できる項目の中からKPI（Key Performance Indicator）を選択し、その数値で評価します。

　たとえば、野球でバッティングを評価する指標には、打率、ホームラン数、打点などがあります。パワーを評価するとしたらホームラン数がよさそうですし、勝負強さなら打点がよいかもしれません。このように、目的に合わせたKPIを設定し、進捗確認や再評価を行うことで客観的な判断が可能となります。

　しかし、数字は万能ではありません。数字を鵜呑みにせず、その数字の背景を考えること、数字では評価できない感覚的な要素も含めて評価することも重要です。そのように数字を活用することで戦略の精度が高まります。

【参考文献】

1）日本歯科医師会 日本歯科総合研究機構：歯科医業経営実態調査の集計と分析（個人・法人立歯科診療所）―令和4年10月調査―, https://www.ousda.jp/cmsdesigner/dlfile.php?entryname=saisin_news&entryid=08910&fileid=00000002&/R4jittaichosa.pdf（2024年11月29日最終アクセス）

2）中央社会保険協議会：第24回医療経済実態調査. https://www.mhlw.go.jp/bunya/iryouhoken/database/zenpan/jittaityousa/dl/24_houkoku_iryoukikan.pdf（2024年11月29日最終アクセス）

Q&A

新見隆行（群馬県・明治歯科診療所）

Q1 戦略はどのように決めたらよいですか？

A1　1年後・3年後・5年後……と時期を決めて考える

筆者が歯科医師になったとき、「1年後には基礎的な治療をできるようになりたい」、「10年以内には開業していたい」など、将来についてあれこれ考えました。みなさんはどうでしたか？

さて、あれこれ分析して、医院内外の状況は理解した後は、経営戦略を策定していくとき、いまから未来へ、また、未来からいまへ、両方向から考える必要があります。

実現したい理想の未来像はイメージできるけれど、いまやるべきことがイマイチよくわからないという方は、理想の未来と現在との中間地点、たとえば、3年後、1年後など、遠くの未来からいまに向かって何をしたらよいのかを考えてみてください。

逆に、いますべきこと、3ヵ月後のことは考えられるけれど、自分の理想の医院といわれてもピンと来ない方は、1年後、3年後と期間を延ばしながら、その

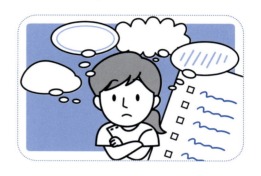

延長線上で考えてみてください。

いまも未来もバランスよく考えられれば一番よいのですが、最初はなかなかうまくいきません。具体的なことを考えるのが得意な人、理想の未来を考えるのが得意な人、両方のタイプがあります。得意な方から考え始めて、未来からいま、いまから未来を行ったり来たりしながら考えてみてください。そして、いまと未来が繋がるように何をしたらよいか、戦略を策定します。

詳しくはp.40「第1章　4．未来経営」をご参照ください。

Q2 自分が策定した戦略がよい戦略かどうか、どうしたらわかりますか？

A2　よいかどうかは、戦略を実行したときに効果が出るかどうかでわかります。しかし、やってみなければわからないというのでは、ちょっと困りますよね。そこで、よい戦略の要素とは何かについて説明します。

よい戦略は、以下の要素を兼ね備えているといわれています。自分が策定した戦略にこの要素が含まれているかどうか見直してみてください。

1．模倣困難性

「他者が簡単に真似できるかできないか」です。たとえば、牛丼チェーンAが並盛を280円にしたところ、すぐさまチェーンBもチェーンCも並盛を280円に価格変更しました。チェーンAは他のチェーンに対して低価格というメリットを作り出したわけですが、あっという間

に真似されしまったことで、自社の強み
が失われてしまいました。

　このように、簡単に真似されてしまう
戦略はよい戦略とはいえません。逆に、
競合となる医院が何か魅力的な策を実行
してきたとき、よいところは積極的に取
り入れて模倣し、ライバルに対抗してい
くことも重要です。

2．適応性

　環境や市場の変化にしっかり対応でき
るかどうかです。たとえば、かつて、お
もちゃ屋さんのチェーンでゲーム販売を
行わないという戦略をとった企業があり
ました。しかし、ゲーム市場はどんどん
拡大し、その企業は倒産してしまいまし
た。

　このように、環境や市場の変化に対応
できない戦略はよい戦略とはいえませ
ん、歯科業界でも新技術や社会の変化に
対応して医院作りを行うことを考えなけ
ればなりません。

3．持続可能性

　長期間にわたって成果が続くかどうか
です。たとえば、保育園を運営している
経営者が、少子高齢化・過疎化が進む山
奥に新しい保育園を作ることは果たして
持続可能でしょうか。もちろん、子ども
が大自然と触れ合うメリットは計り知れ
ず、その機会を設けるのは素晴らしいこ

とではあります。しかし、地域の子ども
だけを対象に新たに保育園を建設して
も、環境分析が不十分で無謀との評価を
受けることとなります。

　歯科医院においても、理想に偏った
り、長期の視点を欠いた戦略は、持続可
能性を欠いた悪い戦略といわざるを得ま
せん。

4．競争優位性

　ライバルに対して強い優位性を持つか
どうかです。たとえば、特許を取るため
には、製法を公開しなければなりません
が、コカ・コーラは、あの味を競争優位
性としており、それを真似させないため
に特許をとっていません。このように、
自分の強みを作って、それを維持できる
戦略がよい戦略といえます。歯科医院で
も、治療技術はもちろん、仕組みや人材、
立地など、競争優位性を確立し、維持で
きる戦略を立てることが重要です。

5．患者価値

　患者にとって高い価値を提供できるか
どうかです。医院の利益は患者さんがも
たらします。そのため、患者さんに高い
価値を提供できる戦略がよい戦略です。

●

　自分が策定した戦略を見返し、これら
のポイントをチェックすることで、戦略
の効果と成功可能性を評価できます。

4. 未来経営
グローバルな視点でみる 歯科医院経営・承継 M&A

新見隆行（群馬県・明治歯科診療所）

　みなさんは「未来」という言葉で一体何を思い浮かべるでしょうか。人類は宇宙に移住していたり、核戦争によって世界が破滅していたり、はたまた便利な道具を出してくれるネコ型ロボットが開発されていたり……。人々にとって、未来とは「いまとは違う世界」です。私たちは過去から現在にかけて、さらなる科学技術の発展による明るい未来に期待してきました。そして、その期待の一部は実現され、私たちの生活は豊かになりました。その一方で、近年のAI技術の進歩に対する慎重な意見にみられるように、科学技術は、希望だけではなくわれわれに不安や恐怖をもたらしています。一寸先は闇という言葉のとおり、突然の災害やパンデミックなど、未来に何が起こるかはわかりません。人々は未来に不安を抱えているのもまた事実で、そのようななか、私たちは歯科医院を運営し続けていくことになります。

　本項では「未来経営」をキーワードに歯科医院経営を行ううえで、私たちはどのように未来と向き合っていったらよいかについて解説します。私たちが未来への不安を払拭し、あるべき未来をどう現実にするか一緒に考えていきましょう。また、グローバル化、事業承継、M&Aなどの個別の要素についても解説します。

 ## なぜ「未来経営」なのか

　私たちはなぜ未来について考え、行動しなければならないのでしょうか。その代表的な理由を以下に紹介します。

1．競争優位の保持
　適切な未来予測ができると、それに対応した経営戦略の策定に繋げられます。未来のチャンスやピンチの可能性を予測することで、医院は先手を打つ形で対応可能となります。また、未来を創造する医院は、地域や業界でのリーダーシップを確立しやすくなります。新しい基準やトレンドを作り出すことで、競争優位を維持し続けられます。

2．経営の安定性向上
　未来を予測することで、潜在的なリスクやチャンスを事前に特定できるように

なります。これによって、突然の変化に対応する力を高めることや、チャンスに備えてヒト・モノ・カネなどの医院の資源を最適化できます。

　また、積極的に未来を創造し、社会にポジティブな影響を与えることは、医院のブランド価値や信頼性の向上に繋がります。そうすることで、医院は経営の安定性を高められます。

3．イノベーションの推進

　過去からの延長線上を超えて、これまでにない価値を自ら生み出すことは、歯科業界や社会の発展に寄与します。加えて、挑戦的な目標や新しいアイデアに取り組むことはスタッフのモチベーションとなり、創造性が刺激されることで、組織の活性化にも繋がります。

　このように、未来経営は医院経営にとって必要不可欠な要素です。未来経営を学び、実践することで医院の長期的な成長と成功を実現していきましょう。

2つの未来・2つの未来思考

　明るい未来・暗い未来、近未来・遠い未来など、未来を2つに分けるとなるといろいろな分け方があると思います。ここでは、未来を「コントロールできる未来」と「コントロールできない未来」に分けて話を進めることにします。それぞれの未来とはどのようなものなのかについて確認し、それぞれの向き合い方・考え方について解説します。

1．コントロールできる未来

　もしあなたがあと2kgダイエットしたいと思っていたら、筋トレをしたり、散歩に行く回数を増やしたり、腹八分目を心掛けることで体重を軽くしようとするでしょう。私たちは意思決定し、目標達成のための計画を立て、そのための行動を継続することで未来を創造できます。そして、目標達成に向けて準備することで、未来の実現可能性を高めることができます。この準備には目標達成のための計画作り、スキルの習得、リスク管理などが含まれます。

コントロールできる未来との向き合い方

　コントロールできる未来に対して、私たちはあるべき未来を出発点に、それを実現するためには何が必要か、いま何をなすべきかを考えることが重要になります。まず、どんな未来になったらよいかを明確にし、そのためには何をしたらよいかを逆算して考えます。そして計画を立てて実行し、未来を実現していきます。

2．コントロールできない未来

　経済状況の変化や地域紛争などの社会情勢、自然災害およびパンデミックなど

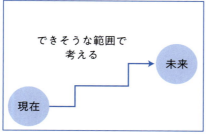
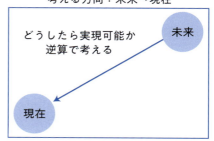

図❶　２つの未来〜 forcast と Backcast

の現象を個人でコントロールすることは不可能です。また、チャンスや偶然の出来事といった「運」も未来に影響を与える重要な要素ですが、制御することは困難です。このようなコントロールできない未来に対して、私たちは過去から現在に至る大きな変化の方向から未来を予測し、得られた情報をもとに対応しています。

コントロールできない未来との向き合い方

　たとえば、天気予報で午後が雨の予報なら、朝は晴れていたとしても、私たちは傘を持って家を出ます。生成AIの進歩が社会を変えるかもしれないというニュースを見て、時代にとり残されないようにとネットで調べて情報収集したり、実際に使ってみたりされた方も多くいらっしゃると思います。コントロールできない未来に対して、私たちはその変化を予測し、柔軟に対応していくことが重要になります。過去からいままでの流れや変化をもとに、現状の延長線上で未来がどうなっていくかを予測し、やるべきことを考えます。

3．2つの未来思考

　コントロールできる未来には、あるべき未来からの逆算思考である backcast、コントロールできない未来には現状からの予測思考の forecast と柔軟な対応が必要となります（図1）。そして、未来を考えるときは、未来に影響を与える要素を網羅的に考える必要があり、経営学では、政治的（Political）、経済的（Economic）、社会文化的（Socio-cultural）、技術的（Technological）の要素に整理して考えます。この4要素をまとめて「PEST」といいます。

　また、個人がもっている能力やリソースによってもコントロールできる範囲は異なります。未来について考えるとき、自分がどこまでがコントロール可能でどこからがコントロール不可能なのかの判断や、幅広い要素を抜け漏れなく考えること、そして backcast と forecast の両方をうまく使いこなして「未来」に柔

表❶　歯科業界分析

要素	傾向・影響
歯科医師	・高齢化が進行 ・増加傾向だが、長期的には減少に転じる
歯科医院	・新規開設の減少による減少傾向 ・今後、廃止の増加による減少傾向が強まる
歯科衛生士	・採用難の継続
少子化	・歯科医師・歯科衛生士・歯科技工士・歯科助手など働き手全般の減少 ・小児歯科患者の減少
高齢化	・患者数、来院回数の増加 ・高齢者患者の増加 ・訪問診療、口腔ケア、摂食嚥下リハビリの需要拡大
人口減少	・歯科医療受給バランスの悪化（需要＞供給） ・長期的な患者減少
東京一極集中	・地域間格差の拡大 ・地方の歯科医療受給バランスの悪化（需要＞供給） ・医療過疎

軟に対応していくことが重要です。

歯科業界の未来を考える

　医院経営は、forecast による未来への対応と backcast による積極的な未来創造がその両輪です。ここでは forecast として歯科にかかわる各種データを眺めながら、表 1 に示す歯科業界分析をもとに未来について考えてみます。

1．歯科医師・歯科医院

　歯科医師・歯科医院は全国的にみれば過剰でありながら、地域の視点では不足しているという複雑な課題に直面しています。日本国内には2022年10月31日時点で、784の無歯科医師地区（歯科診療所が存在しない地域）が存在していますし、実際、地域医療の現場からは歯科医師不足の声も多く上がっています。同じ歯科医院といえども、都市と地方では置かれた状況がまったく異なります。個別の医院で置かれた状況を分析し、対応を考える必要があります。

2．歯科医療の需給

　少子高齢化による人口構成比の変化により、小児患者数は減少傾向となります。一方、高齢患者は数が増加するのに加え、1人当たりの来院回数も多いため、歯科医院の来院患者数は増加します。これら患者層の変化への対応も必要となります。医療者側の影響としては、若者が減るため働き手が不足します。さらに、若者は都市部に集中するため地方や郊外では労働力不足に拍車がかかります。歯科

医院は、人材確保の重要性が高まり続ける時代となります。採用・育成・定着がこれまで以上に重要となり、福利厚生・労務管理・働き方の多様化・コンプライアンス強化などを行っていく必要が出てきます。

3．提供するサービス内容の変化

都市部では、患者ニーズの多様化により、サービスの多様化が進んでいます。今後、健康・審美・食・癒しなどの関連分野との連携や、関連分野との境界へサービスが広がるでしょう。また、テクノロジーを活用した新たなサービスが登場することも考えられます。

地方や郊外では、歯科医院は社会の資源としての役割がますます求められるようになります。地域との繋がりの重要性が増し、医院の内外を繋ぐ活動が活発化してきます。地域医療における多職種との連携、地域の見守り、認知症・虐待・ネグレクトの早期発見など、歯科医院は地域社会の一員として多様な役割を求められるようになります。

未来を悲観する必要はまったくありません。この変化を追い風にしながら医院経営を成功に導いていけばよいのです。そのために経営学があります。歯科医院は全国レベルの大きな変化に加えて、地域の影響も強く受けます。そして医院ごとに置かれた状況は異なります。地域や医院レベルの細かな変化にも気を配りながら未来を予測し、変化にうまく対応することで、医院を大きく発展させていきましょう。

グローバル化

歯科医院では、スタッフはもちろん、患者さんもそのほとんどが日本人です。院内では日本語が話され、外国語を使う機会は稀です。また、治療も日本独自の医療保険制度に準じた処置が行われています。私たちは最新の治療技術や知識について、多少海外を意識することはあったにせよ、あまりグローバル化を意識することはありませんでした。しかし近年、テクノロジーの進歩により、世界中でヒト・モノ・カネ・情報のやりとりが活発化し、グローバル化が加速しています。ここでは、グローバル化によって生じる課題やニーズ、そのための対応と未来の歯科医院の在り方について考えてみたいと思います。

1．言語や文化への対応

グローバル化への対応として、まず、コミュニケーションへの対応が挙げられます。多言語への対応はもちろん、異なる文化や宗教的な信念に配慮することでトラブルを回避しつつ、患者にとって快適で安全な環境の提供が可能となります。

2．国際的な基準への対応

　グローバル化により、歯科医院も国際的な品質基準や治療ガイドラインに準拠する必要があります。診断や治療、滅菌・消毒において国際的なガイドラインに準拠することや、患者の信頼を得るために国際的な認証や認定が求められる場合があります。グローバル化は世界中で医療技術の移転と知識の共有を可能にするため、歯科医師はこれまで以上に最新の知識を維持する必要があります。

3．為替・物価の変動と医療観光への対応

　世界では、グローバル化により医療観光が増加しています。特定の国や地域で治療費用が高い場合、他の国や地域での治療を求める患者が増えています。為替や物価の変動次第では、日本での医療観光が増加する可能性があります。先に述べたコミュニケーションや国際的基準への対応はもちろん、海外の医療機関やエージェントとの連携や国際保険の受け入れなどが必要になります。

　このように私たちはグローバル化によって「世界の中の歯科医院」という視点を求められるようになっていきます。そして、国内だけではなく、国際的な規範や期待に応えられる歯科医院を創造することが未来の成功に繋がります。

医院の未来とM&A

　開業歯科医師の引退や、分院の統廃合を行う際、医院を閉める「廃院」か、誰かに続けてもらう「事業承継」のどちらかを選ぶことになります。事業承継には親族への事業承継と第三者へのM&A（Mergers［合併］とAcquisitions［買収］の略）があります。現在、事業承継者が未定、あるいは不在の医院が大多数を占めるとの調査結果もあり、医院の継承手段としてM&Aはその存在感を高めています。また、独立を予定している歯科医師の開業の選択肢や、分院展開の手段として、M&Aは今後ますます増えていくことが予想されます。

　しかし、言葉は知っているけれどもM&Aについてよくわからないというのが本当のところではないでしょうか。ここでは、簡単に歯科医院のM&Aについて、そのステップやポイントなどをまとめます。

1．M&Aのプロセス

　歯科医院のM&Aでは「売り手」と「買い手」の立場の違いによって、それぞれの重視すべきポイントが異なります。

2．売り手のポイント

1）売却価格

　売却価格が適正であることが重要です。医院の価値は保有資産（土地・建物・

設備・在庫）、収益性（医業収入・利益・成長性・安定性）、環境（立地・周辺歯科事情）などの影響を受けます。適性な価格を設定する必要があります。

２）タイミング

売却のタイミングは、売却価格や医院の売却後の運営に大きな影響を与えます。医院所有者である歯科医師のライフステージ、歯科業界の状況、医院の業績やスタッフの状況など、最適なタイミングを見極めることが重要です。

３）取引の条件交渉

価格だけではなく、支払方法や、アフターケア、スタッフの処遇、運営方針の継続など、売り手として希望する取引条件をしっかりと交渉することが必要です。買い手との合意が、既存の患者やスタッフにとってよいものになるかを確認します。

４）スタッフ・患者への配慮

M&A 後のスタッフや患者への影響を最小限に抑えることも重要です。とくにスタッフの雇用維持や待遇、患者との関係維持が売却価格に直接影響を与える場合があります。

３．買い手のポイント

１）メリットの見極め

M&A で得られるメリット（コスト削減、売上増加、ノウハウの獲得、立地の確保など）を明確にし、その価値を正しく評価することが重要です。これがなければ、買収の意義が薄れます。

２）デューデリジェンス（買収医院の調査）の徹底

売り手医院の財務状況や法的リスク、医院経営の安定性などを詳細に調査（デューデリジェンス）することは非常に重要です。買収後のリスクを把握し、予期せぬ問題を避けられます。また、調査に協力する姿勢から売り手の人間性を推し量ることもできます。

３）統合後の運営プラン

M&A の成功は、買収後に円滑な運営ができるかどうかの統合プロセスに大きく依存します。経営体制、組織文化などをどう統合するか、事前にしっかりと計画を立てることが重要です。

４）適正な価格設定

買収価格が買収先医院の価値と見合っているか、慎重に評価する必要があります。高すぎる価格での買収では、資金を回収ができず、医院の継続的な運営が不可能になる可能性があるため、冷静な評価が重要です。

４．売り手・買い手共通のポイント

１）契約条件の透明性

　売り手と買い手の双方にとって、取引条件が明確であり、双方の合意が揺るぎないことが成功の鍵です。合意が曖昧だと、のちのちトラブルに繋がる危険性があります。そのためには、M&Aプロセスを進めるなかで、売り手・買い手の双方はもちろん、スタッフや関係者とのコミュニケーションが重要となります。これにより、相互の信頼関係を構築し、取引後の円滑な運営や統合を確保します。

２）売り手・買い手の伴走

　スタッフの継続雇用を希望する場合、売り手と買い手が一定期間伴走して医院の引き継ぎを行うのも一つの方法です。伴走期間に買い手は売り手のサポートを受けながら組織の把握や統合を進められます。これによって取引後の患者やスタッフへの影響を最小限に抑えられます。

●

　売り手は売却がゴールですが、買い手は買収がスタートです。お互いがその立場の違いを理解し、相手に配慮しながらM&Aを進めていくことが成功のポイントです。

　M&Aによる歯科医院の第三者への譲渡は、売り手にとっては医院の価値を最大化するため、将来にわたる安定性を確保することが重要です。また、既存スタッフの処遇や売却後の運営方針などが、最重要事項となるケースもあります。買い手にとっては、買収によるメリットを引き出し、収益性や継続性を得ることが大切です。契約が成立してしまってからでは後戻りできないので、案件を客観的かつ慎重に見極めることが重要です。

　M&Aを成功させるためには、アドバイザーや会計士、弁護士などの専門家に仲介を依頼するのも一つの方法です。売買案件の査定や条件の確認、契約内容など、プロセス全体でM&Aをスムーズに進めるサポートをしてくれます。

【参考文献】

1）厚生労働省：令和4年版 厚生労働白書. 社会保障を支える人材の確保. 2022年10月3日 .https://www.mhlw.go.jp/wp/hakusyo/kousei/21/dl/zentai.pdf（2024年11月29日最終アクセス）

2）厚生労働省：令和4（2022）年医師・歯科医師・薬剤師統計の概況. 2024年3月19日：https://www.mhlw.go.jp/toukei/saikin/hw/ishi/22/dl/R04_1gaikyo.pdf（2024年11月29日最終アクセス）

3）国立社会保障・人口問題研究所：日本の将来推計人口（令和5年推計）結果の概要. 2023年4月26日. https://www.ipss.go.jp/pp-zenkoku/j/zenkoku2023/pp2023_gaiyou.pdf（2024年11月29日最終アクセス）

Q&A

新見隆行（群馬県・明治歯科診療所）

Q1 未来経営：何から始めればよいのでしょうか？

A1 人口動態推計を見るところから

まず、人口動態推計を見て、自分なりの意見をもつところから始めましょう。種類としては、全国、都道府県、市町村を見ることをお勧めします。

その理由として、まず、人口動態推計はかなり正確に未来を予測しているデータだからです。

また、人口動態推計は、歯科医療の当事者である患者とスタッフの両方を含む情報である点もお勧めのポイントです。この両者のバランスの変化を確認しておくことで、今後の需給関係を視覚的に捉えられるため、医院の経営戦略立案に役立ちます。

Q2 未来経営：地域のことはどうやって調べればよいですか？

A2 自治体のホームページを見る

まずは、自院のある自治体のホームページを閲覧することをお勧めします。すると、自治体が何に力を入れているのかを確認できます。若者を増やしたいのか、高齢者に優しい街作りをしているのか、自治体の方向性がわかれば地域の変化の方向が予想できるので、今後の医院作りの参考になります。

また、簡単でよいので、自院にどのような患者さんが来ているか一度確認してみることもお勧めします。1日の来院患者の年齢・性別をみて、どのあたりの層

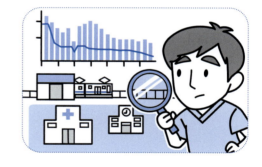

が多いのか確認し、近隣の歯科医院の状況と比べてあれこれ考えてみるとよいでしょう。

Q3 M&A：実際に自分の医院は価値があるのでしょうか？

A3 細かい要素に分解して価値を考える

歯科医院全体で考えると難しいので、いくつかの要素に分けて考えます。

たとえば、医院に土地がある場合、近隣の地価を調べれば、土地の価値がわかります。駅前テナントなどの立地であれば、近隣のテナント賃料などから立地の

価値も把握が可能です。

また、安定して利益が出ていることにも売値がつきます。医業収入や利益額から売却価格を算出する方法がいくつか存在しています。交渉次第の部分もありますが、地域での信頼と実績のようなブランド、円滑に機能する医院のシステム、

第1章　経営を持続させる基本的な考え方を養う

熟練のスタッフ陣なども価値として算出し、売却することが可能です。

このように、医院を要素に分解して考えると、自分の医院の価値を把握しやすくなります。

Q4　M&A：買収で失敗しないためにどうしたらよいですか？

A4　失敗とは何かを考える

どういった状況が「失敗」かを考えてみましょう。ヒト・モノ・カネのどれかが思ったとおりにいかなかった場合、ということが考えられるかもしれません。それを防ぐために、まず財務データやそれ以外の情報をよく精査することです。おかしな数字や違和感があったら要注意。追加の情報を依頼するなど、遠慮なく調査しましょう。

また、現地を実際に見学することもお勧めします。公式・非公式に数回見に行くことで、数字ではわからない実際の運営状況や雰囲気がわかります。

そして、相手ばかりではなく、自分と厳しく向き合うことも重要です。買収を成功させたいという願望から自分の判断が歪みます。信頼できる友人や専門家から第三者視点での厳しい意見をもらい、誤った判断を防ぐことも大事です。

売り手に対しても買い手の自分に対しても、慎重すぎるぐらい慎重に。そのうえで成功が確信できたら、その実現のために全力を傾けるだけです。

Q5　グローバル化：グローバル化とは、外国人の患者さんに対応できればよいということでしょうか？

A5　評価基準が変わることへの理解と対応を

グローバル化というと、外国の方に対応できればよいのではないかと思いますよね。それも大事なことですが、それは、グローバル化への対応の一部分でしかありません。

グローバル化とは、これまでの日本の基準から国際基準に評価の基準が変わることです。勉強の成績にたとえるなら、これまで自分の成績は学年順位で評価されていたものから、模試の全国順位で評価されるように変わったという感じでしょうか。私たちは知らず知らずのうちに、日本の基準に合わせています。日本語で話すことも日本国内では当たり前ですが、世界でみれば、少数派となります。言葉を世界の多数派に合わせるなら英語になるということです。

日本が海外と同じになってしまうということではありません。グローバル化という変化でどのようなことが起こっているのか、その方向性を理解して、その変化に合わせて私たちも変化していこうということです。

グローバルな視点でみる歯科医院経営・承継 M&A　　49

DENTAL DIAMOND NEW BOOK

大好評書籍の第2弾!!

歯科医師 & 歯科衛生士のための
マウスピース矯正 なるほど Q&A

【監修】株式会社Blanche
【著】穴沢有沙

詳しい情報はこちら

臨床的にも経営的にも、痒いところに手が届く！

いま最もニーズや関心が高い歯科治療といっても過言ではない、アライナー型矯正装置を用いた、いわゆる"マウスピース矯正"。2021年に第1弾として刊行した『歯科医師＆歯科衛生士のためのマウスピース矯正』は、発刊後すぐに増刷するほどのベストセラーとなりました。本書はその第2弾で、治療で頻出する疑問と、患者さんからよくある質問にどう答えるかという2つの切り口でまとめています。なかなか聞きにくい、調整料や追加アライナーの請求の有無などにも言及されている、臨床的にも経営的にも、痒いところに手が届く1冊です。

《 AB判・96頁・オールカラー　本体7,000円+税 》

CONTENTS

Chapter1　治療の実際とポイント
◆カウンセリング時に観るべきポイントはどこですか？　◆アタッチメントが脱離する原因は何ですか？
◆アライナーの浮きがない場合でも、調整料を請求すべきですか？
◆アライナーの浮きが起こりやすい箇所はありますか？　◆追加アライナーは絶対に必要ですか？
◆患者さんにプライベートなことをどこまで聴いてよいかわかりません　他

Chapter2　患者説明＆対応のポイント
◆マウスピース矯正中に飲食してはいけないものはありますか？
◆運動するときのアライナーの取り扱いは、どうしたらよいですか？
◆学校でのアライナーの取り扱いで、注意することはありますか？
◆旅行中に注意することはありますか？　◆追加アライナーの費用はどのくらいですか？
◆アライナーを破損・紛失してしまいました。どうしたらよいですか？　他

デンタルダイヤモンド社

第2章

心の基礎と
思考力の基礎を育てる

第2章　心の基礎と思考力の基礎を育てる

1．組織と人材とリーダーシップ
効果的なチーム作りとリーダーシップ

馬場 聡（福岡県・はち歯科医院）

　「ヒト」「モノ」「カネ」の3つを経営資源と呼びます（図1）。この3つがなければ、組織としては経営できません。また、この3つの経営資源のうち、感情や意思をもち、自ら成長するのは「ヒト」だけです。さらには、「モノ」や「カネ」に価値を与えられるのは「ヒト」だけです。「ヒト」がいなければ、「モノ」や「カネ」は道具でしかありません。しかし、「ヒト」には感情が意思があるので、ネガティブに働くことも多く、歯科医院経営において「ヒト」の問題に多くの時間を費やすことも多々あるのではないでしょうか。歯科医院経営とは、経営資源である「ヒト」が正しく行動できる環境を整えることです。

　「ヒト」が多く集まって正しく行動できる環境を作るためには、組織（Organization）を作る必要があります。組織とは、共通の目標を達成するために、複数の人々が協力し、役割分担と調整を行う社会的な仕組みや枠組みを指します。そして、組織は個々のメンバーの能力や行動を最大限に活用し、効率的かつ効果的に目的を達成することを目指して構築されます。個人で達成する目標であれば組織を作る必要はありません。組織を作るために最も大切なのは「組織でなければ達成できない目標」というビジョンです。個々のメンバーが共通認識である大きな目標を掲げ、それに向かって邁進するからこそ、個人では達成できない大きな目標を達成できます。本項では、組織でないと達成できない目標を達成するための方法について、一緒に学びを深めたいと思っています。

歯科医院経営における経営資源である「ヒト」の本質

　経営資源としての「ヒト」は、企業や組織における最も重要かつ根本的な資源です。「ヒト」は、単なる労働力や人的コストとして捉えるのではなく、組織の目標達成に向けた価値創造を担う主体として、その本質を理解することが重要です。組織が持続的に成長し、環境の変化に適応していくためには、「ヒト」という資源をどのように育成し、活用し、共感を得ていくかが決定的な要素となります。

　歯科医院経営においても「ヒト」は単なる労働力や人的コストとして捉えるの

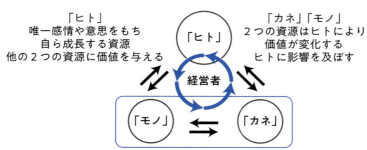

図❶ 「ヒト」「モノ」「カネ」の経営資源

ではなく、患者との信頼関係を築き、医療サービスの質を高め、組織の文化を形成する中核的な存在です。歯科医院経営の成功には、優れた診療技術や設備だけではなく、スタッフ一人ひとりの能力や意欲、組織全体の結束力が大きな影響を与えます。とくに医療機関としての歯科医院で

「ヒト」は組織の成長と価値創造を支える中核的な存在
「価値創造の主体」
「感情と意志を持つ存在」
「関係性と相互作用を生み出す存在」
「持続可能性と倫理的、社会的責任を担う存在」
「組織変革とイノベーションを担う存在」

図❷ 経営資源である「ヒト」の本質

は、スタッフがもつ専門知識と技術だけではなく、患者に対するコミュニケーション能力や共感力、そして患者の健康を支えるという使命感が、患者満足度を高めるうえで不可欠です。

　ここでは、経営資源としての「ヒト」の本質（図2）を、「価値創造の主体」、「感情と意志をもつ存在」、「関係性と相互作用を生み出す存在」、「持続可能性と倫理的、社会的責任を担う存在」、「組織変革とイノベーションを担う存在」という5つの観点から掘り下げて解説します。スタッフの能力をどのように引き出し、成長を促し、組織全体の力として活用していくかを考えることが、歯科医院経営の成功の鍵となるのです。

　「ヒト」は組織内で価値を創造し、感情と意志をもって行動し、他のスタッフや患者との相互作用を通じて組織全体の成果を生み出し、さらに持続可能性や社会的責任を担う存在です。また、組織変革やイノベーションを実現する力も「ヒト」によって生まれるものです。歯科医院経営の成功には、スタッフ一人ひとりの能力や意欲を引き出し、組織全体の力として統合することが求められます。経営者やリーダーは、スタッフが働きやすい環境を整え、成長を支援し、モチベーションを高める施策を通じて、組織全体のパフォーマンスを最大化することが重要です。「ヒト」という資源を最大限に活用し、歯科医院全体が持続的に成長し続けることが、組織の発展と成功に繋がるのです。

効果的なチーム作りとリーダーシップ

歯科医院のチーム作りのために不可欠な「組織行動学」

　組織とは、共通の目標を達成するために複数の人々が協力し、役割分担と調整を行う社会的な仕組みや枠組みを指します。組織は、個々のメンバーの能力や行動を最大限に活用し、効率的かつ効果的に目的を達成することを目指して構築されます。そのためには、スタッフ間の協力体制を強化し、効果的なチームを構築することが不可欠で、「組織行動学（Organizational Behavior）」と「人材マネジメント」という2つの知見が必要になります。

1．組織行動学とは

　組織行動学は、組織の中で個人や集団がどのように行動し、組織全体にどのような影響を与えるかを理解し、その知見をもとに組織のパフォーマンスを向上させることを目的とした学問です。とくに歯科医院のような医療機関では、各職種のスタッフが協力し合いながら患者に医療サービスを提供することが求められるため、組織行動学の視点は診療の質の向上や患者満足度の向上に大きく貢献します。

2．マッキンゼーの7Sモデル

　組織の本質を理解するためには、いくつかの重要な要素を考慮する必要があります。これらの要素は、組織がどのように構成され、運営され、成長していくかを説明する基本的な構成要素となります。

　組織の構成要素を分解したフレームワークの一つに、マッキンゼーの7Sモデル（McKinsey 7S Framework：以下、7Sモデル）があります。7Sモデルは、企業や組織を戦略的に理解し、組織の一貫性やパフォーマンスを向上させるための分析ツールです（表1）。1980年代に、コンサルティング会社であるマッキンゼー・アンド・カンパニーの経営コンサルタントであったトム・ピーターズとロバート・ウォーターマンによって提唱されました。7Sモデルは、組織の7つの要素（S）を体系的に分析し、これらの要素間の整合性を高めることを目指します。組織の7つの要素とは「Strategy, Structure, Systems, Shared Values, Style, Staff, Skills」を示しており、組織の効果性を高めるために重要な要素です。これらの要素が相互に作用し合いながら組織全体のパフォーマンスに影響を与えます。

　歯科医院においても、7Sモデルを活用することで、組織構造やスタッフの配置、共有価値観の醸成などを効果的に管理し、改善が可能となります。組織を分析する際には、この7Sモデルを活用して体系的に分析し、7つの要素に対して整合性を高めることを目指します。

第2章　心の基礎と思考力の基礎を育てる

表❶　マッキンゼーの7Sモデル（GLOBIS学び放題：https://globis.jp［2024年11月26日最終アクセス］より引用改変）

1）Strategy（戦略）

組織が目指す方向性、競争優位性を生み出すための計画やアプローチを指します。戦略は、組織のビジョンやミッションと密接に関連し、組織の長期的な目標を達成するための指針となります。

2）Structure（組織構造）

組織内の役割や権限、責任、報告の体制を規定するものであり、組織のフレームワークを形成します。組織構造は、組織の戦略を実現するための基盤であり、組織のパフォーマンスに大きな影響を与えます。

3）Systems（システム）

組織内の業務遂行プロセス、情報共有の方法、意思決定のプロセスなど、日々の運営にかかわるシステムや手順を指します。システムは、組織が効率的に機能し、目標を達成するための手段です。

4）Shared Values（共有価値観）

組織の全メンバーが共有する基本的な価値観や信念であり、組織文化の基礎をなすものです。共有価値観は、組織内での行動規範や意思決定に影響を与え、組織の一体感を生み出す要因となります。

5）Style（スタイル）

組織のリーダーシップスタイルや経営方針を指します。リーダーのスタイルは、組織文化に影響を与え、組織の意思決定や行動の方向性を規定します。

6）Staff（人材）

組織を構成する人材やその配置、スキル、キャリア開発などを指します。組織の目標達成には、適切な人材の確保と育成が欠かせません。

7）Skills（スキル）

組織がもつ主要な能力や強み、組織メンバーがもつ専門知識や技術を指します。スキルは、組織の競争優位性を確立するための要素であり、個々のスタッフのスキルと組織全体のスキルのバランスを取ることが重要です。

3．歯科医院経営における7Sモデルの活用

　歯科医院経営において、7Sモデルを適用することで、医院全体の組織力を強化し、スタッフが一体感をもって業務に取り組む体制を整えることが可能です。たとえば、「Strategy（戦略）」として「予防歯科に特化した診療サービスを提供し、地域の健康維持に貢献する」という目標を設定し、組織全体の取り組みを統一させた場合、この戦略を実行するために、「Structure（組織構造）」として、予防歯科を専門とする歯科衛生士チームを編成し、彼らが主導して予防処置を行う体制を整えます。スタッフ（Staff）のスキルと育成方針（Skills）を予防歯科に合わせた体制に変更し、戦略と組織運営の整合性を確保することが重要です。

　また、電子カルテや患者管理システムといった「Systems（システム）」を導入し、診療プロセスを標準化し、各スタッフが効率よく患者対応できる環境を整えます。さらに、院内での「Shared Values（共有価値観）」として「患者第一主義」や「地域社会への貢献」といった価値観を全スタッフで共有し、日々の診療や業務に反映されるようにします。これにより、スタッフ間の協力やコミュニケーションの質が向上し、結果として患者の満足度も向上します。

効果的なチーム作りとリーダーシップ　　55

これらの施策は、歯科医院の「Style（スタイル）」、すなわちリーダーシップや組織文化に深く根ざしており、院長を中心としたリーダーシップが重要な役割を果たします。あくまでも一例ですが、7Sモデルを使って組織を分析し、医院全体の整合性を高めることで、持続的な成長と高い患者満足度を実現する組織運営が可能になります。

　このように、組織行動学と7Sモデルは、歯科医院の経営においても非常に有用なフレームワークであり、組織を多角的に理解し、最適な組織構築と運営を行うための指針を考察できるようになります。

歯科医院経営におけるリーダーシップとマネジメント

　リーダーシップ（Leadership）とは、組織やチームを導き、目標達成に向けてメンバーの行動を促す能力やプロセスを指します。リーダーシップは、組織の方向性を示し、メンバーがそれに従って一貫性をもって行動できるようにすることを目的としています。リーダーシップの役割は、ただ単に指示や命令を出すことではなく、メンバーのモチベーションを高め、組織のビジョンや価値観を共有し、組織全体の目標達成に向けた協力を引き出すことです。

　それに対して、マネジメント（Management）は、組織の目標を達成するために、リソースを効果的かつ効率的に管理し、組織全体を計画・組織化・指揮・統制するプロセスを指します。マネジメントは、組織の戦略を実行に移し、リーダーが示したビジョンを具体的な行動に落とし込む役割を担います。

　リーダーシップとマネジメントの違いを表2に示します。歯科医院経営ではこれら2つを混ぜて議論されることがよく見受けられます。それは、歯科医院という組織規模が一般企業に比べて小さく、経営者がリーダーであり、マネジャーであり、プレイヤーであるという、多くの仕事を担うからです。それにより組織破綻を起こすことも少なくありません。歯科医院経営においても、リーダーシップとマネジメントはそれぞれ異なる役割を果たしますが、相互に補完し合い、組織全体の成功に寄与する要素です。

1．歯科医院におけるリーダシップの役割

　歯科医院でのリーダーシップとは、歯科医院のビジョンや方向性を示し、スタッフを動機づけ、組織全体の力を引き出すためのプロセスです。院長やリーダーは歯科医療サービスの質を維持しながら、スタッフのモチベーションやチームのパフォーマンスを最大化するために適切なリーダーシップスタイルを発揮することが求められます。リーダーシップの役割は、以下の要素に分けて考えることがで

第2章　心の基礎と思考力の基礎を育てる

表❷　リーダーシップとマネジメントの違い

項目	リーダーシップ	マネジメント
目的	ビジョンの提示、変革の推進	目標達成の計画と実行
役割	チームを導き、動機づけ、影響を与える	リソースを管理し、組織の効率を最大化する
アプローチ	創造的・感情的・対人的アプローチ	論理的・手続き的・分析的アプローチ
焦点	長期的な方向性や目標、変革	短期的な目標達成、日常的な業務

きます。

1）ビジョンの提示と目標の設定

　院長やマネジャーは、歯科医院全体のビジョンを明確にし、スタッフに対して共有する役割を担います。患者に提供する医療サービスの質をどのように高めるか、医院全体が目指す方向性を示すものです。ビジョンを明確にすることで、スタッフ全員が共通の目標をもち、医院の方針に従って行動できるようになります。

2）スタッフの動機づけとモチベーション向上

　歯科医院の業務は、歯科医師、歯科衛生士、歯科助手、受付スタッフなど、さまざまな職種が連携して成り立っています。そのため、各スタッフのモチベーションを高めることが、医院全体のパフォーマンスに直結します。リーダーは、スタッフ一人ひとりの強みや能力を理解し、成長を支援することで、チーム全体のエンゲージメントを高める役割を果たします。

3）チームビルディングと組織文化の形成

　歯科医院におけるリーダーシップは、スタッフ間の信頼関係を構築し、協力し合うチーム文化を育むことも求められます。スタッフ同士が互いを尊重し、情報を共有し、ともに成長していく環境を整えることで、患者対応の質が向上し、医院全体の評価にも繋がります。リーダーは、日常的なコミュニケーションを通じて、チームの一体感を育み、組織文化を強化していく必要があります。

4）変革とイノベーションの推進

　歯科医療業界は、技術革新や患者ニーズの変化に迅速に対応することが求められます。そのため、リーダーは新しい診療技術の導入や院内プロセスの改善を通じて、医院全体の進化を促進する役割も担います。変革型リーダーシップ（Transformational Leadership）を発揮し、スタッフが変化を受け入れ、新しい取り組みに積極的にかかわるよう支援することが、医院の成長に繋がります。

2．歯科医院におけるマネジメントの役割

　マネジメントは、歯科医院の目標を達成するために、組織のリソースを効果的に活用し、計画を立て、業務を遂行し、組織全体を調整するプロセスです。歯科医院のマネジメントには、以下の要素が含まれます。

効果的なチーム作りとリーダーシップ

1）業務の計画と組織化

歯科医院の運営では、診療スケジュールの管理、スタッフのシフト調整、医療資材や機器の管理など、日々の業務を円滑に進めるための計画と組織化が必要です。院長やマネジャーは、効率的な組織運営を実現するために、業務の優先順位を設定し、リソースを適切に配分することが求められます。

2）人材管理と育成

歯科医院のマネジメントには、スタッフの採用、配置、育成、評価といった人材管理の側面も含まれます。とくに歯科医院では、医療技術の向上や患者対応スキルの強化が求められるため、スタッフのキャリアパスを明確にし、成長を支援する仕組みを整えることが重要です。また、スタッフのパフォーマンスを定期的に評価し、フィードバックを行いながら、さらなる成長を促すこともマネジメントの役割です。

3）診療品質と業務プロセスの管理

歯科医療の現場では、診療の質や患者の安全性を確保するために、業務プロセスの標準化と管理が必要です。診療プロトコルの整備や感染対策の徹底、患者データの適切な管理といった業務プロセスを策定し、日常業務に組み込むことで、診療品質を維持し、トラブルや医療過誤を防げます。

4）経営管理とコストコントロール

歯科医院は医療機関であると同時に一つの経営体でもあるため、経営の安定性を保つことが必要です。収益の確保、コストの管理、設備投資や人件費の調整など、医院全体の経営バランスを取りながら持続可能な成長を目指すことがマネジメントの重要な役割です。

5）業績評価と改善

歯科医院の業績評価には、診療の質、患者満足度、スタッフのパフォーマンスなど複数の指標が含まれます。これらの評価を通じて、医院全体の現状を把握して改善点を特定し、アクションプランを策定することが医院の発展に繋がります。

歯科医院経営において、リーダーシップとマネジメントはそれぞれ異なる役割を果たしますが、相互に補完し合い、組織全体の成功に寄与する要素です。リーダーシップは医院のビジョンを示し、スタッフのやる気を引き出し、組織の方向性を定める一方で、マネジメントはそのビジョンを実行に移し、日常業務を円滑に進め、組織全体を効率的に運営する役割を担います。前述のとおり、歯科医院の院長の多くは、リーダーシップとマネジメントの両方を発揮しながら、医院全体を統率することが求められます。たとえば、院長は診療方針やビジョンを明確

にし、スタッフに伝えることでリーダーシップを発揮すると同時に、スタッフの能力を把握して適切な業務配置を行い、効果的に医院を運営するマネジメントスキルも必要です。2つの役割の違いを理解し、リーダーシップとマネジメントをバランスよく発揮することで、歯科医院は目標達成に向けた一貫性をもち、組織全体が協力し合い、持続的な成長と発展を遂げられます。

●

　歯科医院は医療機関であると同時に、一つの経営体として持続的な成長を目指す存在であり、その成功には、個々のスタッフの能力を最大限に発揮し、組織全体としてのパフォーマンスを引き出すことが欠かせません。

　とくに、院長をはじめとするリーダーシップ層の役割は、診療方針や医院のビジョンを示すだけではなく、スタッフがそのビジョンに共感し、自発的に行動できる環境を整えることです。リーダーシップは、単に指示を出すものではなく、スタッフ一人ひとりの成長を促し、組織全体の力を引き出す源泉です。また、人材マネジメントの視点からは、スタッフの採用、配置、育成、評価、報酬といったプロセスを戦略的に整備し、組織の目標達成を支援することが不可欠です。

　歯科医療業界は、医療技術や患者ニーズの変化が激しいため、歯科医院経営においても、柔軟な対応力と変革の推進力が求められます。そのため、院長はつねに最新の医療技術や経営理論を学び、医院を成長させるための取り組みを継続して行うことが必要です。また、医院の組織体制を定期的に見直し、スタッフの意見を反映させながら、組織文化を強化していくことも重要です。

　これからの歯科医院経営において、組織としての強さをもち、優れたリーダーシップと人材マネジメントを駆使することは、地域社会への貢献と患者満足度の向上に大きく寄与します。本稿で取り上げた理論や施策は、歯科医院をより強い組織へと成長させ、組織全体の価値を高めるための基盤となるものです。

　歯科医院は単に治療を行う場ではなく、患者に安心と信頼を提供し、スタッフ全員がやりがいをもって働ける職場環境を提供する場であるべきです。これを実現するためには、効果的なチーム作りとリーダーシップの実践が不可欠です。筆者も歯科医院の経営者の1人として、スタッフとともに成長し、変化し続ける医療業界のなかで、柔軟かつ持続的な組織運営を目指していきたいと考えています。

　歯科医院経営は日々の診療を支えるチームの力に支えられており、そのチームを効果的に導くリーダーシップの発揮と、組織としての一貫性を保つ人材マネジメントは、成功の鍵となるものです。今後も本稿の内容を参考にしながら、よりよい歯科医療サービスの提供と組織の発展を目指していきましょう。

Q&A

馬場 聡（福岡県・はち歯科医院）

Q1 人の仕組みやルールを作る際に、性善説に基づくか、性悪説に基づくかで制度設計は異なりますか？

A1 制度設計は「性善説」と「性悪説」のどちらに基づいて行うかによって大きく異なります。

性善説は、人間は本来善良な性質をもち、自律的に正しい行動を取ろうとするという考え方です。この考えに基づく制度設計では、メンバーの自主性や信頼を重視し、規制や監視を最小限に抑えることを目指します。信頼されることによって、人は期待に応えようとするため、制度設計の自由度や柔軟性が高く、メンバーが主体的に行動できる環境を整えることが特徴です。

一方で性悪説は、人間は本来利己的で、自分の利益を優先する傾向があるとする考え方です。この考えに基づく制度設計では、規制や監視、評価基準を厳格に設定し、ルール違反や不正行為を防ぐことに重点を置きます。性悪説に基づいた制度では、明確な評価基準や罰則規定を設け、メンバーが不適切な行動を取らないように監視体制を強化することが一般的です。

歯科医院における人材マネジメントの制度設計でも、性善説と性悪説のどちらに基づくかは、院内の文化や経営者の価値観、スタッフの性格や働き方の志向によって選択されます。たとえば、スタッフが信頼されていると感じ、裁量のある業務に従事できるとモチベーションが高まるタイプの場合、組織全体としても自主的な問題解決やチームワークの向上が期待できます。このような場合は、性善説に基づいた制度設計が適しているとい

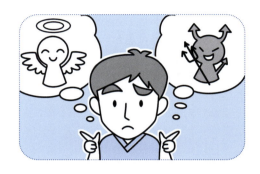

えます。

一方、歯科医院の規模が大きくスタッフの数が多い場合や、トラブルの発生頻度が高い場合には、性悪説に基づき、明確なルールやガイドラインを設定し、組織の管理体制を強化することが有効なケースもあります。規則を明確にすることで業務が標準化され、サービスの質や患者対応の一貫性を保ちやすくなるため、組織全体の安定性が向上します。

●

制度設計は、性善説または性悪説のどちらに基づくかによって大きく異なります。性善説に基づく制度は信頼と自主性を重視し、性悪説に基づく制度は規制と管理を重視します。歯科医院経営において、どちらのアプローチが適しているかは、組織の特性やスタッフの特性に応じて判断されるべきです。また、両者のバランスを取ることも重要であり、基本的には性善説に基づきつつも、要所では性悪説的な監視や管理を導入するなど、状況に応じた柔軟な制度設計が求められます。

第 2 章　心の基礎と思考力の基礎を育てる

Q2 人がまったく辞めないような設計は適切ですか？

A2 人がまったく辞めないような仕組みを作ることが必ずしも適切であるとは限りません。組織における人材の離職率は、ゼロが理想のように思われることもありますが、実際には「適切な人材の流動性」を維持することが組織の健全性と持続可能な成長にとって重要です。

離職がまったく発生しない組織には、組織の停滞とイノベーションの欠如やモチベーションや成長機会の欠如、組織文化の硬直化などの問題が発生する可能性があります。組織にとって、離職率が低すぎても高すぎても問題です。

人材マネジメントという学問では、組織における「ヒト」という経営資源をいかに効果的に活用して組織全体のパフォーマンスを最大化するかを考える際の枠組みを学びます。そのなかの1つにHRMシステムというものがあります。HRMシステムとは、組織の戦略を実行するために必要な一連の人事制度や施策を指します。わが国ではこの制度のなかに人事制度が含まれます。これには、採用、配置、育成、評価、報酬、キャリア開発といった人材マネジメントのすべてのプロセスが含まれます。HRMシステムは、経営戦略を実現するためのツールとして機能し、組織の目標達成に貢献するために整備されます。

歯科医院におけるHRMシステムでは、診療技術や患者対応スキルの向上を目指した研修プログラムや、成果に基づいた報酬制度、キャリアパスの設定などが含まれます。これにより、スタッフが自身の成長を実感しながら、医院全体の目標達成に向けて貢献できるようになります。

人材マネジメントにおいて重要なのは「離職率をゼロにすること」ではなく、「望ましい離職率を設定し、適切な人材の流動性を保つこと」です。組織は、望ましい離職を促し、望ましくない離職を防ぐことを目指すべきです。そのために、離職率のモニタリングやスタッフのエンゲージメント向上施策を実施し、定期的に面談やコミュニケーションを行い、スタッフの満足度や悩みを把握することが重要です。また、新しいメンバーが参加することで、従来のやり方を見直し、組織の成長を促進する可能性があります。

人がまったく辞めないような仕組みを作ることは、短期的には安定性をもたらすかもしれませんが、長期的な組織の成長や発展の観点から見て、必ずしも適切ではありません。適切な人材の流動性を維持し、新しい人材を組織に取り入れ、既存メンバーの成長機会を提供することで、組織全体が活性化し、持続可能な成長を実現できます。

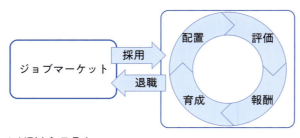

▲ HRM システム

効果的なチーム作りとリーダーシップ

2．パワーと影響力
リーダーシップと組織内の影響力

園延昌志（東京都・Well-being Dental Clinic）

 経営におけるパワーと影響力

　パワーと影響力というテーマは、経営者としてのリーダーシップを考えるうえでとても大切です。あえてシンプルにいうと、リーダーとしてよい思いやビジョンをもっているだけでは、人や組織は動いてくれません。歯科医院経営においては、地域の患者さんによりよい歯科医療を届けよう！　というスローガンだけでは笛吹けど踊らずという状態に陥ってしまいます。

　『ビジョナリー・カンパニーZERO』という書籍では、リーダーシップの定義を、「部下に、やらなければならないことをやりたいと思わせる技術」としています[1]。人は論理だけでは動きません。やるべきことの論理的な正しさや、エビデンスの確かさだけでは動かないのです。これは、患者さんの生活習慣を変容させる難しさを日々体験しているわれわれは納得できることだと思います。

　人が動くには多くの場合、論理よりも感情が重要になります。ときどき、まったく合理的ではない決定や行動をするのが人間というものです。そのため、人間の感情や心理を理解する必要があります。それらを扱う学問には、認知心理学・行動経済学・社会心理学・組織行動学などがあります。

　パワーと影響力は、経営において人や組織を動かすための重要な概念です。

1．パワーの定義

　パワーとは、人や組織に影響を与える能力や力のことを指します。具体的には、以下の3つの源泉があります。

1）公式のパワー（ポジションパワー）

　組織上の権限や地位に基づくもので、強制力、報酬力、正当権力、情報力などが含まれます。たとえば、院長には予算権や人事権などの権限があります。また、歯科医師には国家資格・法律によって付与されている権限もあります。

2）個人のパワー（パーソナルパワー）

　個人の能力や特性に基づくもので、専門力、同一化力、カリスマ性などが含まれます。たとえば、歯科医師としての専門性や個人の性格的特性による決断力・

ポジティブさなど、カリスマ性は存在感やオーラのようなものです。

3) 関係性のパワー（リレーションパワー）

パワーをもつ第三者との繋がりを利用して人を動かす力です。たとえば、スタッフが尊敬している人物（研修講師や芸能人、インフルエンサーなど）と知り合いであるとか、スタッフの親が院長のことを尊敬しているといったことです。

2．影響力の定義

影響力は、パワーから生じる結果や効果と考えられます。つまり、パワーを基盤として、実際に人や組織の行動や意思決定を変化させる能力を指します。重要なポイントは、パワーと影響力は目的達成のための手段であり、それ自体が目的化してはいけないということです。

効果的な経営者は、これらの概念を理解し、適切に活用することで、組織の目標達成や変革を促進できます。目標達成のためだからといって、ポジションパワー（予算権・人事権）をちらつかせ、評価や給与を下げるといった脅しによって、強制力を行使しているといずれ破綻することは明確です。

パワーと影響力を行使する際には、単に権限や地位に頼るだけでなく、個人の専門性や人間性、さらには他者との関係性を考慮することが重要です。これにより、より持続的で効果的な組織運営が可能になります。

3．影響力の武器

影響力の武器とは、ロバート・B・チャルディーニの著書『影響力の武器』で紹介されている6つの心理的原則を指します[2]。これらの原則を医療チームや患者さんとの関係性において、どのように活用できるかをみていきましょう。

1) 返報性の原則

他者から何かを受け取った場合、それに対してお返しをしようとする心理です。

医療チームへの活用

医療チーム内での協力関係を強化するために、互いに助け合う文化を醸成します。たとえば、チームメンバーが忙しいときに手助けをすることで、後に自分が助けを必要とするときにサポートを受けやすくなります。

患者への活用

患者に対して小さなサービスや気遣いを行うことで、患者が感謝の気持ちを持ち、治療に積極的に協力するようになります。たとえば、患者の質問に丁寧に答えることや、患者さんの都合に合わせてあげることが挙げられます。

2) 一貫性の原則

自己イメージや過去の行動に一貫性をもたせようとする心理です。

医療チームへの活用

　医療チーム内でのコミュニケーションやプロセスを一貫させることで信頼性を高めます。たとえば、医院理念に整合性のある活動として提案したり、スタッフ自身にアイデアを出してもらったりすることで、実行してもらいやすくなります。

患者への活用

　患者に対しても、一貫した情報提供や治療方針を示すことで、患者の安心感を高めます。たとえば、予防歯科というコンセプトに同意いただくことや、患者自身に自分の歯や健康についてどうしたいかを話してもらうことで、医療への参加意欲やコンプライアンスの向上が期待されます。

3）社会的証明の原則

　他者の行動や意見を参考にして、自分の行動や意見を決定する心理です。

医療チームへの活用

　医療チーム内で他院での成功事例を共有し、成功事例を積極的に紹介します。これにより、他のメンバーも同様の方法を取り入れやすくなります。

患者への活用

　エビデンスをわかりやすく説明することは、社会的証明の最も効果的な活用の仕方でしょう。また、他の患者の成功事例や体験談を共有することで、提案した治療方法に対する信頼を高めます。たとえば、治療を受けた患者の声をアンケートなどで紹介することが効果的です。

4）好意の原則

　好意をもつ人の意見や提案を受け入れやすくなる心理です。

医療チームへの活用

　医療チーム内での良好な人間関係を築くために、積極的に感謝の気持ちを表現します。たとえば、チームメンバーの誕生日を祝ったり、懇親会などのイベントなどでパーソナルな繋がりを作ることは効果的です。

患者への活用

　患者に対しても、親身になったり、共通点を見つけたりすることで信頼関係を築きます。たとえば、初診カウンセリングの際に患者の物語に傾聴し、共感を示すことが効果的です。

5）権威の原則

　権威ある人物や専門家の意見を信頼しやすい心理です。

医療チームへの活用

　医療チーム内でのリーダーシップを強化し、専門知識をもつメンバーの意見を

尊重します。提案したい内容に関連する分野の専門家から話してもらうといったことです。たとえば、医療に関しては専門医から、労務に関しては社労士から、お金の話は税理士からといったことです。

患者への活用

　患者に対しては、国家資格のある歯科医師からの歯科医療に関する意見は、ほとんど無条件に信頼してくれます。専門資格や経験を強調することで、治療方針に対する信頼を高めます。たとえば、サーティフィケート（表彰状・認定証）を掲示したり、白衣というユニフォームで権威性を高めることも効果的です。

6）希少性の原則

　希少なものに対して価値を感じ、手に入れたいと思う心理です。

医療チームへの活用

　医療チーム内でのリソースや機会の希少性を認識し、効率的に活用します。たとえば、予算の都合で3人しか参加できない研修であるとか、限られた人しか取得できない認定資格といったようなものです。

患者への活用

　患者に対しても、治療のタイミングや特定の治療法の希少性を強調することで、治療への積極的な参加を促します。たとえば、「この治療法は早期に開始するほど効果が高い」、「地域でも当院でしか実施していない治療法」と説明することが効果的です。

　このように影響力の武器の6つの原則を効果的に活用することで、コミュニケーションの質、とくに交渉力を高めることができ、協力関係を得られ、最終的に相手に動いてもらえる確率を最大化できます。

4．パワーと影響力の診査・診断・治療計画

　ここまで、パワーと影響力のそれぞれについて理解を深めてきました。パワーと影響力を効果的に活用するうえで重要なことは、それぞれが独立して作用するものではなく、相手との相互作用によって効果が変化するということです。

　たとえば、人事権によって評価や給与を決定する権限（ポジションパワー）があったとしても、他者からの評価や給与に依存していない相手であれば影響力は小さくなります。自分の評価は最終的には自分が決めるといった精神的に自立している人や、世帯所得としては十分なので自分の給与を高める必要性が少ない人がそれに当たります。逆に、院長に好かれたいという欲求が強かったり（パーソナルパワー）、多くのスタッフが院長の指示を肯定的に受け止めている状況であったり（リレーションパワー）すれば、影響力は大きくなります。

パワーと影響力は以下のようなモデル式として表現されます。

影響力＝「自分がもつパワー（３つのパワーの総合力）」×「相手の依存度・ニーズ・感情」

このようなモデル式を前提に、目的達成のために自分と相手のパワーと影響力の診査・診断・治療計画をしていきます。

ステップ１：ありたい姿を描く

目標達成した状態やゴールのイメージを明確にします。たとえば、「初回来院した患者さんすべてに初診カウンセリングをトリートメントコーディネーター（以下、TC）が実施している状態」といったものです。

ステップ２：状況を分析する

現状の分析に関しては、そのテーマに関する現状や課題。そこにかかわる人の物理的、感情的な状況、自分との関係性、制約条件などを整理します。まさに診療における診査にあたる部分です。たとえば、現在はすぐにチェアーサイドに通して歯科医師が問診している。TC には歯科助手チーフの A さんに実施してもらいたい。相手（A さん）の状況は、真面目で医院への貢献意欲は高いが、コミュニケーションには苦手意識がある。また歯科助手業務が忙しく TC 業務まで余裕がないと感じている可能性がある。私（院長）との関係性は、仕事上の話は問題なくしていて、基本的には指示したことに対しては「はい」と言ってくれる、などです。

ステップ３：基本スタンスを定める

相手と自分との相互関係から方針を決定します。戦ってでもこちらの要求を通すのか、妥協点を探すのかを定めます。また、ポジションパワーも行使するのか、効果的なリレーションパワーを獲得していくのかというパワーバランスの変更も検討します。たとえば、TC システムの構築は A さんと同じ問題意識を共有し、協力関係を築いてから、A さんのペースを尊重して進めるという方針にします。

ステップ４：アプローチを考える

具体的なコミュニケーション戦術を計画します。たとえば、まず A さんと１対１の面談の機会を設けて、現状の忙しさに関してどう感じているのかを共感的に傾聴し、これまでの貢献に対しての感謝を伝えることで「好意の原則」を活用します。改めて医院理念を共有したうえで、その実現のためにも TC が必要だと感じていること、他の医院でも TC のおかげで口コミが増えている事例などを共有して、「一貫性の原則」や「社会的証明の原則」を活用するというような計画になります。

第2章　心の基礎と思考力の基礎を育てる

ありたい姿を描く	状況を分析する	基本スタンスを定める	アプローチを考える	基本スタンスを定める
・志 ・大目的 ・ゴール	・かかわる相手 ・相手の状況 ・自分の状況 ・両者の関係性 ・両者を取り巻く環境 ・制約条件	・闘う？　逃避？ 　協力？　順応？ ・持ち得る力を 　行使？　or 　ない力を獲得？ ・当座の実現目標	・これから行う 　具体策、How ・社会心理学の 　TIPS ・印象の 　マネジメント	・結果として、 　さらなるパワー 　の獲得 ・うまくいかなければ、フローをさかのぼって点検し、再チャレンジ

図❶　パワーと影響力の実践フロー

ステップ5：実行する（反応を見る）

　アプローチ計画を実行に移すことで、うまくいけばAさんと共通の目標をもって協力でき、よりよい関係性を築けます。つまり、Aさんに対してのパワーをより高めることができるのです。もちろん想定外の反応によりうまくいかないこともあるでしょう。その場合は、もう一度現状やパワーバランスの見立てからやり直します。このように、医院理念の実現という大義のために人や組織に動いてもらうには、したたかにパワーと影響力を用いて診査・診断・治療計画を丁寧に行うことで、協力を得られる確率を上げていく必要があるのです。その好循環が生まれてくると、ますます院長のスタッフに対するパワーと影響力が増大していき、より大きなビジョンに向けて組織が一致団結している状態になるでしょう（図1）。

5．パワーとランク

　パワーを適切に活用するうえで、プロセスワーク心理学の「ランク」の概念は非常に重要な示唆を与えてくれます。プロセスワーク心理学は、アーノルド・ミンデル氏が提唱した心理学の一分野で、個人や組織の深層心理を探求し、変革を促すアプローチです。そのなかで「ランク」という概念は、人間関係や組織内での影響力やパワーを理解するための重要な要素となっています。

ランクの定義

　ランクとは、人間関係において影響力をもつ要素を指します。パワーとランクはかなり近い概念ではあります（同じ意味と捉えても問題はありません）。ランキングという言葉から連想されるように、ランクのイメージは位置エネルギーの高さを表しており、そのランクの差によりパワーという力が生じるという構造になっています。これは単に社会的な地位や役職だけでなく、個人の内面的な資質や経験から生じる影響力も含まれます。具体的には、以下のような種類のランクがあります。

1）社会的ランク（ポジションパワーの源泉）

　社会的地位、役職、経済的状況など、現実世界における役割や属性（ジェンダー、

リーダーシップと組織内の影響力　　67

年齢、宗教、健康、人種、性的志向、容姿など）から生じるパワーです。たとえば、院長であるとか医者であるというのは社会的ランクが高いということです。場合によっては、男性であるとか、美人であるなども社会的ランクが高いといえる要因になります。

2）心理的ランク（パーソナルパワーの源泉）

自己肯定感や心理的な安定感から生じるパワーです。「I'm OK」と思えることで得られる安心感や自信です。たとえば、心理的ランクが高い人は、自分の意見や感情を率直に表現でき、他者からの批判に対しても安定した態度を保つことができます。

3）モラルランク（パーソナルパワーの源泉）

道徳的に正しいと感じることから生じるパワーです。自分が正しいと思うことをしているという感覚が、周囲からの批判に対する耐性を高めます。たとえば、エビデンスに基づいた診療をしているとか、儲け主義ではなくよい医療を地域社会のためにという感覚がモラルランクを高めます。

4）スピリチュアルランク（パーソナルパワーの源泉）

苦難を乗り越えてきた経験や、精神的な成長から生じるパワーです。慈悲の心や大いなるものに委ねる力でもあります。たとえば、スタッフの大量退職を乗り越えた体験やコロナ禍や震災のような外的要因で経営危機を乗り越えた体験がスピリチュアルランクを高めます。

5）文脈ランク（パーソナルパワーの源泉）

その場にある暗黙のルールや文脈を理解していることから生じるパワーです。たとえば、初めて参加するコミュニティではそこでの暗黙の振る舞いがわからず、文脈ランクは低い体験になります。

ランクの重要性

ランクの概念は、個人や組織内におけるパワーバランスを理解し、適切に活用するために重要です。ランクを自覚し、適切に使うことで、組織内の対立やパワーハラスメントを防ぎ、より理解に満ちた平和な環境を作ることができます。

ランクの特徴

ランクは「特権」とも訳される概念で、高いランクにいる側は特権階級としての居心地のよさがあります。高いランクにいる側はその居心地の良さには無自覚でいるため、基本的にランクの差を感じるのは低いランクにいる側（居心地の悪い側）です。パワーハラスメントやモラルハラスメントなどのハラスメントの構造は、ハラスメントをした側は無自覚で、された側（被害者）がどう感じるかに

よって成立するという特徴があります。そして、低いランク側は居心地の悪さの我慢を強いられ、抑圧されている体験があるため、何かのきっかけでリベンジ（復讐）をします。ランクのリベンジとは、ランクの不均衡や不公平な扱いに対する反応としての復讐行為に至ることを指します。

- **社会的ランクのリベンジ**：低い役職の従業員が上司に対して不満を抱き、組織内での反乱や労働基準監督署などに訴えるようなことです。
- **心理的ランクのリベンジ**：自己肯定感が低い人が、他者からの批判に対して過剰に反応し、「パワハラで訴える！」というような攻撃的な態度をとるようなことです。
- **モラルランクのリベンジ**：道徳的に正しいと信じる人が、不正行為を行った者に対して強い非難や排除を行うというようなことです。一例として、聖職者や警察官は、一般人よりも高い道徳規範を遵守することを期待されています。

　歯科医院においては、院長が人事評価や給与などのポジションパワーで人や組織を動かし続けていると、何か誤解を生むような発言をしたり、残業代の計算ミスをするなどをきっかけに大きな炎上に繋がってしまい、退職の連鎖に発展することもあります。しかし、当の本人はなぜこんなに大事になったのかまったくわからないという現象になります。

●

　社会的、心理的、モラル、スピリチュアル、文脈の各ランクを自覚し、バランスよく使うことで、個人や組織の成長を促進し、より理念の実現を促進できます。院長であるとか歯科医師であるという社会的ランクや、地域社会を思うモラルランク、経営上さまざまな逆境を乗り越えてきたスピリチュアルランクはすでに備わっているランクです。だからこそ、患者さんも院長に診てもらうとうれしいし、スタッフも院長に認めてもらえることがうれしいのです。そんな高いランク（特権）があるからこそ、ノブレスオブリージュ[*1]として、地域社会をよりよくできる存在だということです。

【参考文献】

1）ジム・コリンズ，ビル・ラジアー（著），土方奈美（訳）：ビジョナリー・カンパニー ZERO ゼロから事業を生み出し、偉大で永続的な企業になる，日経BP，東京，2021.

2）ロバート・B・チャルディーニ（著），社会行動研究会（訳）：影響力の武器（第三版）．なぜ、人は動かされるのか，誠信書房，東京，2014.

3）ジェームズ・M・クーゼズ，バリー・Z・ポスナー（著），岩下 貢（訳）：信頼のリーダーシップ —こうすれば人が動く「6つの規範」—．生産性出版，東京，1995：18.

＊1　ノブレスオブリージュとは、フランス語で「高貴たるものの義務」を意味する言葉で、19世紀に生まれた。「ノブレス（貴族）」と「オブリージュ（義務を負わせる）」を組み合わせた言葉で、財力や権力、社会的地位をもつ者にはそれ相応の社会的責任や義務があるという道徳観

Q&A

園延昌志（東京都・Well-being Dental Clinic）

Q1 最近の従業員は、注意したり、ストレートなフィードバックをしたりするとすぐにメンタル不調になったり、退職してしまいます。そのような状況でパワーと影響力を発揮するには、どうしたらよいでしょうか？

A1 効果的でないパワーの活用状態を表す「パワーオーバー」（Power Over）と、効果的なパワーの活用状態を表す「パワーウィズ」（Power With）という違いがあります。パワーオーバーは、リーダーや権力者が他者に対して指示や命令を下し、従わせることで影響力を行使するアプローチです。この形態のパワーは、強制力や威圧感を伴うことが多く、支配的な性質を持ちます。

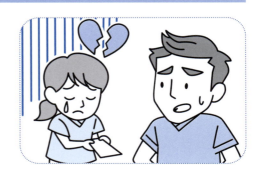

パワーオーバーの特徴は以下のようなものがあります。

1．トップダウンの指示
　上位者が意思決定を行い、下位者はその指示に従う。
2．強制力の行使
　命令を強制的に守らせることが重視される。
3．信頼と協力の欠如
　命令に従うことが求められるため、信頼や協力関係が築かれにくい。
4．短期的成果
　即効性のある結果を期待できるが、長期的な持続性やモチベーションの低下が懸念される。

パワーウィズは、リーダーや権力者が他者と協力し合い、ともに働くことで影響力を行使するアプローチです。この形態のパワーは、協調や共同作業を重視し、相互の信頼と尊重を基盤とします。

パワーウィズの特徴は以下のようなものがあります。

1．協力的な意思決定
　リーダーとスタッフがともに意思決定にかかわり、意見を交換する。
2．協働関係
　全員が目標達成に対して責任を共有し、協力して取り組む。
3．信頼と尊重
　メンバー同士の信頼関係が強まり、互いを尊重する文化が醸成される。
4．長期的成果
　持続的なモチベーションや組織全体の一体感が高まり、長期的な成功に繋がる。

どちらのアプローチも状況に応じて有効ですが、現代の組織運営においては、パワーウィズのアプローチがより望ましいでしょう。

Q2 私自身は、いわゆるリーダータイプではなく、スタッフを鼓舞して引っ張ることが苦手です。そんな院長であっても、パワーと影響力は効果的に発揮できるのでしょうか？

第2章　心の基礎と思考力の基礎を育てる

A2 パワーと影響力の現状分析で、自分のパーソナルパワーとして、口下手であるとか力強く引っ張ることは苦手という弱みがあると自覚されているのですね。効果的なリーダーシップスタイルは、必ずしも引っ張るリーダーというわけではありません。それよりも、自分自身に対して正直に、嘘偽りない思いをうまく喋れなくてもよいから、誠実にスタッフに伝えていくほうが効果的です。

「どんなリーダーにはついていきたいと思うのか？」というテーマを15,000名以上の人々の参加を得て、400以上のケースを集めたデータがあります。リサーチは米国以外の国も含めて10年以上にわたって行われました。リーダーシップに対する立派なエビデンスといえます。この論文では、最もついていきたいと思わせるリーダーの特徴は「正直さ」であったという結論でした。

▼感動を呼ぶリーダーの特徴（参考文献3）より引用改変）

特徴	1993年回答者（米国）選択のパーセンテージ	1987年回答者（米国）選択のパーセンテージ
正直さ	87%	83%
未来志向	71%	62%
情熱的	68%	58%
有能である	58%	67%

Q3 結局、いまの時代は指示・命令のようなトップダウンのリーダーシップスタイルは有効ではないのでしょうか？　ミスはミスとして指摘せずに甘やかすと仲良しクラブになって、強い組織にはならないのではないのでしょうか？

A3 そのとおりです。昨今注目されている心理的安全性を間違ったかたちで高めようとすると、居心地はよいけど生産性の低い仲良しクラブになってしまいます。真の心理的安全性が高い状態というのは、目標達成のために必要であれば反対意見も含めて出し合える状態です。

そのためには、スタッフには歯科医院のビジョン実現や自分の担当している業務に対して責任感（当事者意識）がある状態、いわゆるモチベーションが高い状態になっているわけです。そのためにも、スタッフ自身に考えてアイデアを出してもらうようなミーティング、目標達成の基準は経営者がトップダウンで決めたとしても、その方法に関しては本人が自己決定するかかわりが重要になります。自己決定することで、影響力の武器でいう「一貫性の法則」を活用できます。

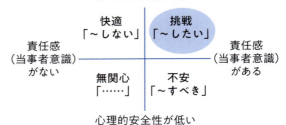

▲心理的安全性と責任感のマトリクス

リーダーシップと組織内の影響力　71

第2章　心の基礎と思考力の基礎を育てる

3．ビジネスプレゼンテーションとファシリテーション
スタッフや患者さんとの効果的な
コミュニケーションスキルを身につけよう

穴沢有沙（株式会社Blanche／神奈川県・横浜関内矯正歯科ブランシュ／歯科衛生士）

　歯科衛生士で経営学修士の穴沢有沙です。本項では、経営学と心理学の両面から、自分も相手も心地よい、設定したゴールを手にできるテクニックをお伝えします。ミーティングのときにスタッフの前で話すのは緊張する、思ったように患者さんに伝えたいことが伝わらないという経験がある方は、ぜひ実践してみてください。感覚ではない、再現性のある方法をご紹介します。

 ## ビジネスプレゼンテーションとは

　ここでいう「ビジネス」とは、「仕事」や「診療」と置き換えるとわかりやすいかもしれません。経営者がスタッフへ、スタッフが上司へ、医療者が患者さんへなど、私たちは日々の診療のなかで、プレゼンをすることも、プレゼンを受けることもあります。よいプレゼンの要素とは何か。「話し手が伝えたいメッセージ」が「聴き手の知りたかったこと」に整合していることがその答えです。
　では、話し手の目的と聴き手の知りたいことを整合させるために行う「準備」と「伝える技術」をみていきましょう。

> **ケース1**
> 　新人歯科衛生士が、初めて対応する患者さんへデンタルフロスの指導を行っています。しかし、患者さんは不機嫌で目も合わせずに帰ってしまいました。上司のあなたは何が原因だと考えますか？

　まず、この歯科衛生士の目的は何だったのでしょうか。デンタルフロスの提案、口腔内環境の改善、ホルダー式から指巻きフロスへの転換など、さまざまな目的があるでしょう。そして、患者さんの状況は知っていたのでしょうか。現在デンタルフロスを使用しているのか・知っているけど使用していないのか・使ったことはあるが何かしらの理由で使用していないのか、当院に来院されるのは今日がはじめてなのか・何年も前から通っているのか、これまでに他の歯科衛生士からどのような保健指導がなされているのか、歯科医院やセルフケア、デンタルフロスに対しての印象やイメージはどうなのか、何を知っていて、何を知らないのか。

表❶　プレゼンテーション成功のステップ（参考文献[1]より引用改変）

目的を設定する	今日のゴール設定	・患者さんが自分の口腔内に興味をもち、清潔に保ちたいと感られるようになる
聴き手を理解する	・認識レベル ・意見・態度 ・特性と相互関係	・聴き手の情報分析を行い、仮説を立てる
足りない情報を補う質問を考える	・事前情報でわからないこと ・感情面など	・仮説を用いて、質問を考える ・返ってきそうな答えを予想する ・その答えに対してさらなる質問をし、理解を深めていく
聴き手の導き方を決める	・何を伝えるか 　（どこから？） ・どのように伝えるか 　（何を用いて？）	・聴き手の情報から、話をどこから始めるか、どの順番で伝えるか ・どういったシチュエーションで伝えるか ・何か媒体や資料は使うのか
プレゼンを実施する	・相手に聞く ・相手に伝える	・ラポール構築をする ・考えた「足りない情報を補う質問」をする ・必要な情報を必要なタイミングで伝える ・相手の感情に寄り添う

　信頼関係ができていないうえに、相手の状況を考えず、一方的に伝えたいことだけを伝えたがために、患者さんは理解も納得も了承もできないまま帰ってしまったのかもしれません。プレゼンテーションには目的の設定と準備が必要です。

目的設定と準備

1．目的設定

　ケース1の場合、あなたならどのような目的設定（＝ゴール設定）をしますか？プレゼンテーション成功のステップを表1に示します。「デンタルフロスを使ってもらう」で本当によいでしょうか。デンタルフロスはひとつの手段ではありますが、目的ではありません。

　今回は「患者さんが自分の口腔内に興味をもち、清潔に保ちたい、と感じられるようになる」と目的を設定します。

2．準備：聴き手の理解

　まず、カルテやこれまでの情報から事実を確認します。

患者情報：55歳・女性、初診は2023年5月（現在は2024年12月）。主訴は「右下の詰めものが取れた」。処置は 5̄ にセラミックインレーをセット。そこから半年に1回の定期健診に来院。歯科衛生士実地指導では、PCRは30〜40％で推移。更年期障害があり、親の面倒も見始めているので、いらいらしたり、自分にそこまで手がかけられていない。これまでに担当した歯科衛生士からデンタルフロスの提案をしているが、「過去にフロスで詰めものが取れたので、フロスをするのは気が進まない」との記載あり。

表❷　聴き手の状況分析（参考文献1)より引用改変）

聴き手の 状況分析	詳細	事実	仮説
認識レベル	・何をどのくらい知っているのか／知らないのか ・どこまでは知っていて／どこからは知らないのか	・当院には2023年5月から通っていて、医院のことは知っている ・歯科衛生士の実地指導を受けたことがある ・デンタルフロスを使用したことはある ・これまでに歯科衛生士からデンタルフロスを勧められたことがある	・医院が大切にしている姿勢（理念など）は知らないのではないか？ ・何のために口腔内を清潔に保つのかを知らないのではないか？ ・いまの口腔内状況を知らないのではないか？ ・デンタルフロスの清掃効果を知らないのではないか？ ・デンタルフロスの操作方法を知らないのではないか？ ・指巻きフロスと糸ようじ（ホルダー式フロス）について違いや特徴を知らないのではないか？
意見・態度	・なぜその意見なのか ・なぜその態度なのか	・フロスをするのは気が進まない ・定期健診には来院するが、フロスはしたくない	・脱離したときのきっかけがフロスだったので、それからはしていないのではないか？ ・たまにフロスはするが、部分的にしか使用していないのではないか？ ・フロスはするが、歯面に沿わせて動かしてはいないのではないか？
特性と 相互関係	・どのような特性を持っているか ・歯科医院との関係性は？ ・自分との関係性は？	・自身の更年期障害がある ・親の面倒をみている ・いらいらする ・あまり自分に時間をかけられていない、と感じている ・医院には継続的に通っている ・新人歯科衛生士とは初対面	・更年期障害によって、発汗や気分のむらがあるのではないか？ ・ホルモンバランスの乱れから、服薬しているのではないか？ ・それによって口腔内環境の変化も出ているのではないか？（唾液分泌量の低下など） ・医院は信頼してくれているが、担当が変わることに関しては前向きか、不安に感じているかわからない

　これらの内容から、「認識レベル」、「意見・態度」、「特性と相互関係」という3つの枠組みを使って聴き手の情報整理をしてみました（表2）。大切なのは「事実」と「感情」を分けて考えるということです。「事実」の枠には、自分（話し手）の主観や憶測（感情）は入れません。主観や憶測とは、「フロスをするのは気が進まないのは、面倒くさがりなんだろう」や、「出血するから嫌なんだろう」といった、事実ではない思い込みです。

　今回はさらに、事実を踏まえた仮説を立ててみました。この仮説が立てられると、どのような情報（根拠）があれば、聴き手が必要としている情報を伝えられるかがみえてきます。

足りない情報を補う質問を考える

　表2の「仮説」から考え進めていきましょう。「いま困っていることはありますか？」「もっとこうなったら嬉しいと感じることはありますか？」という切り口から、もしかしたら「寝起き、口の中がねばねばすることがあるんです。それ

がなくなったらうれしいな」などと話してくださるかもしれません。

「最近、フロスは使われますか？」と質問すれば、意見・態度の仮説部分を事実として認識できます。わからないまま説明をしようとしても、情報が足りなかったり、情報が多すぎたりして伝わらないことがありますので、この足りない情報を補う質問を、あらかじめいくつも準備しておきましょう。

 ## 聴き手の導き方を決める

1．何を伝えるかを考える

患者さん自身が自分の口腔内状況がわかっていて、その認識が合っていれば、現状の説明は省けます。もしなぜいまの状況なのかを知らなければ、その部分から説明します。これまで使用していたフロスがホルダー式フロスで、指巻きフロスを知らなければ、それらの違いと操作性を説明します。

2．どのように伝えるかを考える

口頭だけで伝わるのか・模型が必要か、プレゼンテーション資料は紙がよいか・スライドがよいか、施術の前がよいか・術中、鏡を見ながらがよいか・施術後がよいか、聴き手の状況や伝えたい内容によって、どのように伝えるかを考えます。

 ## プレゼンテーションの実施（患者対応）

患者対応でまず忘れてはいけないのが、ラポール構築です。目を見て自己紹介を行い、患者さんの名前を呼びながらヒアリングを進めます。

「はじめまして。本日、定期健診を担当いたします、歯科衛生士の穴沢と申します。よろしくお願いいたします。よりよい時間にするために、まずは〇〇さんのいまの状況をお聞きしたいのですが、よろしいでしょうか？」

ここで、事前に考えた「足りない情報を補う質問」をしていきます。見ず知らずの人にいきなり心の中を探られたり聞かれたりすると心を閉ざしてしまうので、何のために、何をしたいのかという前置きが必要です。そして、事前準備で行った「聴き手の導き方」を実践します。ここでのポイントは、「必要な情報を必要なタイミングで伝える」ことです。情報はいくら価値があるものでも、聴き手が「いま知りたい」と思わないと、空振りに終わってしまいます。さらには「おせっかい」、「押し売り」と感じられてしまうこともあります。そのため、聴き手の関心や反応を見過ごさず、相手の感情に寄り添いながら話を進めていきましょう。

「体調が芳しくなくて服薬をされていらっしゃるのですね。差し支えなければ、どのような薬やサプリメントを飲まれているか教えていただけますか？」

```
準備フェーズ                              実践フェーズ
出発点と    参加者の    到達点に      参加者の    受け       方向        結論
到達点の    状態把握    至るまでの    意見を      止める     づける      づける
明確化                  論点を        引き出す
                        決める
                                      発言の      関心を     議論        まとめる
                                      きっかけを  はっきり   しやすい
                                      つくる      示す       状態にする
```

図❶　ファシリテーションのプロセス（参考文献[1]より引用改変）

「薬を飲む前といまとで何か変化はありますか？」
「朝、口の中がねばねばしているように感じられるのですね。その理由はご存じですか？」
などと会話を進めていくと、「え？　原因があるの？　知りたい！」と話を聞く姿勢をもっていただけます。

　今回は、医療者と患者さんという二者間のプレゼンテーションとして解説しました。診療現場ですぐに活かせる「話し手が伝えたいメッセージ」が「聴き手の知りたかったこと」に整合するためにできる、「準備」と「伝える技術」です。聴講者が複数名いる報告会や学会などでも応用できます。その際聴き手の認識や意見・態度、特性や相互関係は多岐にわたります。その場合も、目的を設定し、聴き手の分析を行い、その日達成したいゴールへ向けてしっかり準備を進めて実施しましょう。直接会話ができない場でも、視線の送り方や間の取り方で理解度や認識レベルを図ることができますので、どんどん実践してみてください。

 ## ファシリテーションとは

　ファシリテーションとは、会議やミーティングでのコミュニケーションや意思決定を円滑に進めるために、対話をリードし、参加者が意見を交換しやすい環境を作る技術やプロセスを指します（図1）。ファシリテーションの役割を担う人のことをファシリテーターといいます。特定の答えや結論を導くのではなく、対話を促進し、参加者が自主的に考え、解決策を見つけ出すサポートをします。

　ファシリテーションが適切に行われると、効果的、創造的でより質の高い成果を得られます。つまり、リーダーにとって必須のスキルともいえます。

ケース2
リーダー：今日のミーティングは予約の取り方についてです。みんな意見を出してください。どうですか？
参加者：（しーん）

こんな場面に遭遇したことはありませんか。参加者側のときは、「今日のミーティングって何のため？」、「私ってどうして呼ばれたんだっけ」などと感じますよね。一方、自分が発信者側になると「毎回うまくいかない」と感じる方も多いのではないでしょうか。いずれも、ミーティングのゴール（到達点）が十分に設定されていないことが原因です。前半のビジネスプレゼンテーション同様、限られた時間を充実させるために事前準備は欠かせません。ここでは「準備が７割」ともいわれる準備フェーズについておもに解説します。

 議論や合意形成をステップ分けして考える

　ミーティングや会議は、報告をする場ではなく、参加者の意見を吸い上げて議論し、実行に向けて合意形成をする場です。１回の会議で決定できることもありますが、多くは複数回行います。

１．事前準備
①出発点と到達点（ゴール）を明確にする
②参加者の状況把握と選抜
③到達点に至るまでの論点を決める

　会議では、どこまで結論を出すことを目指すかという到達点の設定と、議論をどこから始めるべきかの出発点が必要です。議論の到達点が不明確だと、参加者は「何について」、「どのように」、「どこまで」議論すればよいかわからない状態で参加することになります。ケース２のように、予約の取り方という大きな議題では、何を議論すればいいのかわかりませんよね。到達点を考えるときは、「○○が××できるような状態となること」などと設定していきます。

　たとえば、「ここ１ヵ月頻発している予約の入力漏れをなくすために、原因の抽出と対策案を出し、どのように実践するか結論づける」と設定します。到達点が決まったら出発点を考えます。「現状把握と問題点を各自考えてきてね」など、無理な出発点を設定すると、「何がなんだかわからない」と後ろ向きになってしまったり、どこが問題なのかわからない状態で、問題点を指摘されても、押しつけられているように感じてしまいます。

　出発点を考えるときは、参加者の状態を把握します。これはビジネスプレゼンテーションでも扱った「聴き手の状況分析」が使えます（**表2**）。

　今回の議題は「予約の入力漏れ」です。参加者は、「予約をとる役割のスタッフなのか」、「現状をどの程度把握しているのか」、「その事実に対して、どのような感情をもっているのか」などを推察します。

「時短スタッフが帰宅後の平日夕方の時間帯、受付は１人体制となり、診療後の会計と次回予約の確認をしている。そこに遅刻や予約変更の電話が大量にかかってくる」といった状況のとき、それを１人でこなしているスタッフは、どのように感じているでしょうか。こういったことを想像したうえで、会議には誰に参加してもらい、どういった順番で発言を促すかを考えていきます。

２．論点を設定する

　会議の場において、意見が対立したり、まとまらなかったりすることがありますよね。「予約の入力漏れ」のケースでは、「予約の入力漏れは、他の業務があっても手を止めて優先的に入力すれば漏れないんじゃないですか？」という、担当部署ではないスタッフからの意見や、「夕方の時間帯は業務が多いうえに、スタッフは１人しかおらず手が回らない状態なので、人を増やしてほしい」という受付スタッフの意見。ファシリテーターであるあなたは、どのようにまとめていきますか？

　ここで重要なのが、論点の設定です。論点とは、意見・主張が答えになる「問い」のことです。この場合、「予約の入力漏れは、他の業務があっても手を止めて優先的に入力すれば漏れないんじゃないですか？」という意見に対しては、「業務の優先順位のつけ方を決めるとよいのではないか」という論点で、「予約は最優先にする」という意見でとして整理します。

　「夕方の時間帯は業務が多いうえに、スタッフは１人しかおらず、手が回らない状態なので、人を増やしてほしい」という意見に対しては、「夕方の時間帯は業務量に比較してスタッフ数が少ないのではないか」という論点で、「人員を増やす必要がある」という意見として整理します。

　意見や反対意見に引っ張られ、論点を見失ってしまい、何の話をしていたのかわからない、という結果にならないよう、論点はあらかじめ準備しておきます。

　たとえば、

・どの曜日・時間帯に多く発生しているのか

・それはなぜなのか（人が少ない、電話が多い、新人であるなどスタッフのスキル、予約システムが使いにくい、など）

・予約の入力漏れが変更時に多いのであれば、変更しないような働きかけが必要ではないか

など、いくつかの論点を予想し、かつファシリテーションをしながら、参加者の論点を整理していきます。

論点把握のステップ

①広げる（洗い出す）

- 広く関連する論点を洗い出す
- 参加者の立場に立って「議論になりそうな論点」をチェックする

②絞り込む（重みづけ）

- 必要かつ重要な論点に絞り込む

③深める

- 意見が分かれるポイント・意思決定のために必要な論点を深掘りする

　会議の場で意見が出ないのも困りますが、多くの意見が出る場合、「論点把握のどのステップなのか」を意識することが大切です。影響力のある人が「夕方の時間帯に人がいないことが問題です。どうやって求人するかを考えましょう」と意見を述べたときに、「求人をする場合、どのような人材を採用するべきか？」といきなり深めてしまうと、そのほかの論点を扱えないまま時間切れになってしまうようなことが起こります。そうならないためにも、広く意見と論点を出し合い、整理し、重みづけをしながら深めていきましょう。

論点の難所

- 参加者からは論点として発言されることはほとんどない
- 発言には複数の論点が含まれる
- 複数の論点の関係が複雑な場合も多い
- 一部の目立つ論点にのみ注目しがち

　などがあります。ファシリテーターはこれらを念頭に置き、会議をするときは書き出しながら話を進めます。この準備を基に実践してみましょう。

●

　ビジネスプレゼンテーションとファシリテーションについて、診療で起こり得るシチュエーションを用いてお伝えしました。いずれの場合も、発信者の独りよがりにならないことが重要です。聴き手や参加者に興味や関心をもって理解しようとする姿勢と、目的や到達点の設定が欠かせません。

　最初は慣れないかもしれませんが、時間を有意義に過ごすことができますので、ぜひ実践してみてください。

【参考文献】

1）GLOBIS学び放題：https://globis.jp（2024年11月26日最終アクセス）

Q&A

穴沢有沙（株式会社Blanche／神奈川県・横浜関内矯正歯科ブランシュ／歯科衛生士）

Q1 患者さんへの指導や矯正相談、ミーティングなどでいつも時間を超過してしまいます。何かよい方法はありますか。

A1 患者さんとの予約の時間でも、ミーティングの場合でも、開始時に終わりの時間を共通認識として設定しておくとよいでしょう。

たとえば、
「本日は無料矯正相談へお越しくださりありがとうございます。内容は○○と□□です。所要時間は約60分です。ご都合はいかがでしょうか」
このように冒頭に認識のすり合わせをしておくと、時間を超過して永遠と相談をされる患者さんは少ないですし、予定がつまっている患者さんは、「実はこの後予定があるので、○時には医院を出発したいんです」といったように、あらかじめ教えてくださいます。限られた時間で効率的に話を進めていけますね。

この際、時間を伝えるのと同時に、到達点（本日のゴール）を伝えておきます。そうすることで患者さんは、今日の相談の時間で何を持ち帰ることができるのかがわかるので、安心していただけます。

Q2 ミーティングや会議で、なかなか発言が出てきません。どうしたらよいですか。

A2 発言が出てこない理由は何でしょうか。何を問われているのかわからないのか、過去に意見を出したら否定をされたので怖くてできないのか、担当部署ではないので、そもそも何が起こっているのかわからないのか……。その理由を考え、対策を考えましょう。

発言する気がないのであれば、参加者が興味・関心をもちやすいたとえや話題を持ち出します。
例：「もし学生時代の部活動でこのような問題がみつかったとき、どのような原因が考えられそうですか？」
役職や部署などの役割から発言を促すことも効果的です。
例：「歯科衛生士が患者さんと会話しているなかで何か気がついたことはありますか？」
勤務年数やパワーバランスを気にして発言しにくいと感じている場合は、遠慮

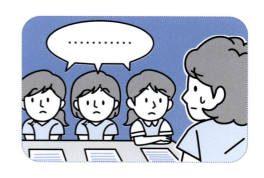

や躊躇を取り除く工夫をします。
例：「医院をよりよくするために、みなさんからの意見を均等に出し合いたいと思っています。ここでの発言が評価に影響するということはありません」

何を発言してよいかがわからない場合は、論点や考える切り口を変えてみます。
例：「たとえば、時間帯や担当者別に考えたらどう思いますか？」
考えや答える範囲を絞り込むことも

きます。

例：「患者さんが来院して退院するまでの一連の流れで、オペレーション上、滞りがありそうなポイントはどこだと思いますか？」

反対の意見や別の観点からの意見を求めることもできます。

例：「夕方の人員が少ないことが課題ではないか、という意見をいただきましたが、人員以外の別の視点で感じることはありますか？」

「みんなと違う意見を言ったとき、否定をされたらどうしよう」と考えている参加者がいるかもしれません。意見を「受け止める」行為は、日々の業務においても最重要ポイントです。受け止める行為にはさまざまな方法があります。

発言の内容をしっかりと聞き、主張と根拠を分けることや、発言の趣旨をつかむことは重要ですが、それ以上にリーダーとして必要なことは「受け止めたよ」とはっきりと参加者に伝わるように示すことです。アイコンタクトをし、頷くなどしてみましょう。パソコンの画面に集中し、まったく発言者を見なかったりすると、発言者に不安を与えます。また、発言を整理するために、ホワイトボードや参加者が見られる紙に書き出していきます。これで漏れや重複をふせぐこともできます。

さらに、発信者の意見を正しく受け止めるためには、確認作業が必要です。

例：「いま聞かせてくださった意見は○○ということで間違いないですか？」「これは夕方の時間帯に人員が少ないことが問題であると感じている、ということですね？」

とくに、長くまとまりがない意見が出た場合、書き出すうえでも要約が必要となりますし、他の参加者と認識を統一するためにも、発言者に確認しましょう。それができるのはファシリテーターです。聞いたら申し訳ないかも、などと思って曖昧なまま進めてしまい、せっかくの意見を取り上げないよりは、しっかりこのタイミングで確認することが、結果としてよいミーティングに繋がるでしょう。

参加者の意見を
引き出す

●発言する気がない
・興味をもちやすい話題を出す
・立場・役割から発言を促す
・遠慮や躊躇を取り除くようなコメントや工夫をする
・個人名で呼びかける

●何を発言してよいかわからない
・論点や考える切り口を示す
・説明内容・方法を例示する
・具体的な状況を設定する
・考え・答える範囲を絞り込む
・反対・別の意見を求める

受け止める

●発言を聴き、理解する
・言葉をしっかり聞く（主張と根拠）
・発言の趣旨をつかむ（目的・論点）

●受け止めたことをはっきり示す
・アイコンタクト
・頷き
・書き出す

●理解を相手に確認する
・繰り返し・要約
・発言の趣旨を相手に確認する

▲発言が出てこない要因に対応できる「引き出し」を作っておく（参考文献[1]より引用改変）

スタッフや患者さんとの効果的なコミュニケーションスキルを身につけよう　81

DENTAL DIAMOND NEW BOOK

MID-G型 歯科クリニックの創り方
Build the MID-G style clinic

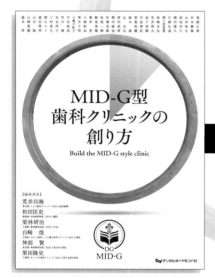

【監修】MID-G

【編集委員】
荒井昌海（東京都・エムズ歯科クリニック／MID-G最高顧問）
和田匡史（徳島県・和田歯科医院／MID-G顧問）
栗林研治（千葉県・栗林歯科医院／MID-G代表）
白﨑　俊（兵庫県・なないろ歯科・こども矯正歯科クリニック／MID-G理事）
神部　賢（東京都・神部歯科医院／MID-G東日本支部長）
栗田隆史（千葉県・ボンベルタ歯科クリニック／MID-G東日本副支部長）

B5判・196頁・オールカラー
本体8,000円＋税

未来を見据えた次世代の経営バイブル

人口減少・人手不足の問題が注目され、デジタル化、DX化が加速するなど、これからますます歯科医院経営のアップデートが求められます。
そのようななか、時代に合わせて「どのような歯科医院を創ればよいのか」の1つの指標として参考にできるよう、「Chapter1 注目の最新器材」、「Chapter2 診療を支える院内システム・ツール」、「Chapter3 成功に繋がる組織体制」にかかわる項目について、MID-G役員を対象としたアンケートを実施しました。そして、それらを分析したうえで、具体的な製品・組織体制などに注目し、「どのような特徴があるのか」、「どのような方針で歯科医院運営に活かしているのか」などについて解説。また、MID-Gおよび各メーカーがどのような未来を考え、いま現在活動しているのかがわかる座談会も盛り込みました。

CONTENTS

特別座談会1
三世代のMID-G代表理事が語る歯科医療の未来像

特別座談会2
100年続く日本最古の歯科総合メーカー・販社企業

Chapter1　注目の最新器材
01　IOS、ミリングマシン、3Dプリンター
02　アライナー矯正
03　インプラント
04　メインテナンス
05　マイクロスコープ
06　エンドモーター、チェアー、X線

特別座談会3
国内企業が挑む歯科医院DX改革
モリタ新ショールームが見据えるこれからの歯科医院

Chapter2　診療を支える院内システム・ツール
01　アポイントシステム
02　サブカルテ
03　レセコン
04　在庫管理システム
05　自動精算機
06　グループウェア

特別座談会4
歯科医療現場におけるAIの可能性を探る

Chapter3　成功に繋がる組織体制
01　事務局・秘書課
02　管理栄養士
03　歯科技工士

特別座談会5
働きたい改革――たけち歯科クリニックはいかにして生まれ変わったのか

デンタルダイヤモンド社

第3章

医院運営の手段と仕組みを理解し、実行力を身につける

第3章　医院運営の手段と仕組みを理解し、実行力を身につける

1. マーケティング
患者を引きつけるブランディングと
マーケティング戦略

佐野泰喜（株式会社 HAMIGAKI／東京都・南砂町リタデンタルクリニック）

　筆者は勤務医時代に MBA を取得し、医療法人社団利心会の理事として経営参謀を務め、2年でユニット4台・自費率80％の1.6億円歯科医院に成長させました。現在は歯科医院マーケティングのコンサルタントとして、数多くの歯科医院経営に参画し、患者数を増加させています。また、企業経営と歯科医院経営を同時に行うなかで、マーケティングの重要性を痛感しています。歯科医院もマーケティングなくしては経営が成り立たない時代が訪れるでしょう。

　ただ、必要に駆られたからといって、業者の指示どおりにマーケティングを行うのは避けるべきです。多くの歯科医師が「マーケティングとは広告や SNS の活用」だけであると考えがちですが、それは一部に過ぎません。本別冊ではマーケティングの本質を理解し、一歩を踏み出すお手伝いをしたいと思います。

 ## マーケティングの本質とは

　筆者が定義するマーケティングとは、「顧客の価値を創造すること」です。従来の「プロダクトアウト」的発想、つまり自社の製品やサービスを押し出す手法から、顧客ニーズに応え価値を提供する「マーケットイン」の時代へと移行しています。プロダクトアウト的思考で「自分が売りたいものを売る」のではなく、マーケットイン的思考で「顧客が求めている価値を創造する」ことが核です。

　マーケティングは一過性でなく、顧客関係を構築し、継続的売上を生む広範な戦略であり、顧客理解が重要です。歯科医院マーケティングも同様で、患者さんが求める価値を創造し、来院し続ける仕組みが必要です。その価値とは、患者さんにとっての「便益」と「独自性」の両方が備わったものと考えています。

　便益とは、患者さんが受け取る利益やメリットです。たとえば、歯の痛みの緩和や審美治療による自信回復などが便益です。しかし便益だけでは競合との差は生み出せません。そこで、他の歯科医院にはない特別な要素である独自性が重要です。具体的には、専門知識・技術や最新医療機器の導入、きめ細やかなサービスなどが考えられます。歯科医院マーケティングにおいて、患者さんが「なぜその歯科医院を選ぶのか」という独自性を明確にし、価値として打ち出すことが成

功の要です。

 ## 患者にとっての価値創造の見つけ方：STNP 分析の活用

　筆者がコンサルティングに入った際には、歯科医院マーケティングの基本であるSTNP分析を効果的に活用してきました。ここでは、その具体的な取り組み内容を共有しながら、STNP分析の実践的な活用方法をお伝えします。理論だけでは理解しづらい部分も、実際に行った施策を交えた説明で、より明確にイメージしていただけるよう進めていきます。

　STNP分析とは、Segmentation（診療圏地域の細分化）、Targeting（ターゲット設定）、Needs Analysis（ニーズ分析）、Positioning（地域における歯科医院の位置づけ）の4つのステップで構成されるマーケティングのフレームワークです。これは、アメリカの経営学者フィリップ・コトラーが提唱したマーケティングの手法であるSTP分析を筆者なりに使いやすくしたものです（STP分析を知らない方は、ぜひこの機会に調べてみてください）。STEP方式でできるようにしているため、非常に使いやすく、この分析を通じて、自分の歯科医院が今後どの患者層にアプローチすべきか、またその患者層がどのようなニーズをもっているのかを明確にできます。

　以下に、各項目の説明を加えながら、実際に筆者が当院で行ったSTNP分析を紹介していきます。

STEP ① Segmentation（診療圏地域の細分化）

　Segmentation（セグメンテーション）とは、患者さんをグループ分けし、どの患者層に注力するかを明確にする手法です。「どのような人が歯科医院に来やすいか」、「どのような患者さんがサービスを求めているか」を把握し、戦略を構築します。次の4つの軸で分類することが効果的です。

1）人口動態軸

　患者さんの年齢、性別、家族構成、職業で分類します。たとえば、「35～45歳の女性」や「二人暮らしの夫婦」など、診療圏内の層を把握し、適切なサービスを提供します。

2）地理軸

　患者さんの地域や生活圏、交通手段で分類します。都心部のビジネス層、郊外のファミリー層など、アクセスのしやすさを考慮して戦略を立てます。

3）社会心理学軸

　価値観やライフスタイルに基づき治療やサービスを考えます。「美しさ重視」、「健

康維持重視」などの特性を理解し、ニーズに応じた施策を行います。

4）行動軸

口コミや紹介を重視する人、新しい治療法に興味がある人など、行動パターンを把握し、情報提供を行います。

1．当院の診療圏調査からみえたこと

当院が実施した診療圏調査では、以下のことがわかりました。

1）35 〜 45歳の男女が多い

この年齢層は診療圏全体の40％以上を占めており、とくに女性の割合が多くなっています。

2）一人暮らしや夫婦だけの世帯が多い

この層が診療圏内の30％以上を占め、仕事や生活に忙しく、通院の利便性や治療のスピードを求めていることがわかりました。

3）高収入世帯が多い

世帯年収700 〜 1,000万円以上の家庭が全国平均より多く、一般的な治療に加えて、審美歯科や予防歯科といった高付加価値のサービスを求める患者さんが多いことが予想されます。

2．分析結果をもとにした患者層の分類

こうしたデータを基に、当院では患者さんを次の3つのグループに分けました。

1）キャリアウーマン層（35 〜 45歳、女性、一人暮らしまたは夫婦のみの世帯）

忙しいなかでも健康や美容にお金をかけ、積極的に情報収集する方々です。とくに、ホワイトニングや美容矯正など見た目を重視する治療を希望する傾向があります。

2）パワーカップル層（35 〜 45歳、共働き、世帯年収700万円以上）

家族全体の健康管理を重視し、通院の利便性や柔軟な診療時間を求めています。予約システムや診療時間の使いやすさが歯科医院選びのポイントです。

3）家族向け層（30 〜 40代、子どもをもつ家庭）

子どもの歯のケアにも関心が高く、家族全員で通える歯科医院を求めます。定期メインテナンスや快適な診療環境を重視する声が多いです。

このように、診療圏内にいる患者さんがどのような特徴を持っているのかをしっかりと理解することで、「どのグループにどんなアプローチをするか」を決めやすくなります。

次は、これらのグループの中で、どの層にターゲットを絞るかを考えていきましょう。

STEP ② Targeting（ターゲット設定）

　セグメンテーションを行い、診療圏内の患者層を把握したら、次はターゲティングのステップです。どの患者層にとくに力を入れてアプローチすべきかを選定する作業で、重要となるのがマーケティングの「6R」フレームワークです。このフレームワークを使用することで、より効果的なターゲティングが可能になります。

１）Realistic Scale（市場規模）

　ターゲット層の規模がどれくらいあるのかを調査します。たとえば、診療圏内にパワーカップル層がどれくらい存在するか、具体的な人数や割合を把握します。

２）Rank（患者の優先順位）

　患者さんが自院での治療をどれだけ優先的に考えているかを評価します。パワーカップル層は健康志向が強く、とくに審美治療や予防ケアに積極的です。

３）Rate of Growth（成長性）

　今後の成長可能性を評価します。パワーカップル層は収入が安定しており、健康意識が高い傾向にあるため、歯科医院の成長にも貢献する層です。

４）Reach（到達可能性）

　どのくらいの労力でターゲット層にアプローチできるかを考えます。インターネット広告やチラシ配布などが効果的です。

５）Rival（競合状況）

　競合歯科医院の状況を把握し、アプローチの差別化を図ります。

６）Response（反応の測定可能性）

　ターゲット層の反応を、オンライン予約やアンケートで定期的に測定し、必要に応じて戦略を見直します。

1. 当院でのターゲティング実施例

　これら6Rを用いて、3つのセグメンテーションのなかから当院ではパワーカップル層の"女性"をメインターゲットとしました。都内では審美に対する感度が高く、来院率も高いのは女性であるためです。数々の歯科医院のヒアリングと経験からも、この選択は妥当と感じています。

　ターゲットが決まったら、STNP分析の「N」＝Needs（ニーズ）に移行します。ここでパワーカップル層の女性が本当に必要としているサービスを深堀りします。しかし、「パワーカップルの女性だからセラミックやホワイトニングを推そう、Instagramで症例を上げていこう」といった短絡的な施策になっていないでしょうか。こうした考えに陥ると、精度の高いターゲティングにもかかわらず、的外

れな結果を招くことが多々あります。

　ニーズ分析で重要なのは、パワーカップル層の女性が真に求めているニーズを捉えることです。行動パターンや価値観、治療への期待を分析し、「何を求め、なぜ当院を選ぶのか」を明確にし、共感を得ることが求められます。

STEP ③ Needs Analysis（ニーズ分析）

　次に、ターゲットがどのようなニーズをもっているかを分析していきます。そこで欠かせないのが「ペルソナ設定」です。ペルソナ設定とは、ターゲットとなる患者層の具体的な人物像を描き、そのニーズや価値観を明確にすることで、効果的な施策を立案する手法です。患者さんの年齢や生活スタイル、治療に対する考え方、名前まで設定します。このように詳細に設定することで、深いところのニーズを汲み取れるようになります。

1．ペルソナ設定からニーズ分析までの具体的手順

1）基本情報の設定

　ターゲット患者の基本情報を設定します。年齢、性別、職業、家族構成などを具体的に描くことで、生活スタイルや治療に対する考え方を理解しやすくなります。

2）ライフスタイルと価値観の設定

　ペルソナのライフスタイルや価値観を設定し、日常生活でどのような行動をとり、何を重要視しているのかを理解します。

3）ニーズの深堀り

　実はニーズには、顕在ニーズ、潜在ニーズ、インサイトとそれぞれが異なるレベルで存在します。しかし、ニーズについて語るだけでも書籍1冊分の内容になってしまうため、ここでは使いやすいように2つのニーズに分けて説明します。

治療ニーズ：

　歯の痛みを取りたい、機能を改善したいなど、具体的な治療を求めるニーズ。問題を早く解決したいと感じている、治療ベースのものです。

心理的ニーズ：

　丁寧な説明を受けたい、不安を解消したいといった、安心感や信頼を求めるニーズ。治療に納得し、心地よく通いたいと感じているなど、心理的なものです。

2．当院の具体的なアプローチ方法

ペルソナ設定例：歯科花子

年齢：35歳

性別：女性

職業：IT企業の中間管理職

家族構成：夫と二人暮らし（子どもなし）

住居：都心のマンション

年収：800～1,000万円

ライフスタイル：

　平日は仕事が忙しく、週末は友人との食事や美容、フィットネスに時間を使う。健康や美容への関心が高く、定期的にジムに通い、スキンケアやファッションにもこだわりがある。

価値観：

　「美しさは自己投資」という考えをもち、外見のケアはもちろん、内面からの美しさを保つため、栄養管理や体調管理に気を遣っている。

1）治療ニーズ

審美治療への憧れ：

　現在は行動に移していないものの、笑顔や見た目に対する意識が高く、もっと白く美しい歯を手に入れたい、歯並びを整えたいという願望がある。

予防ケアへの興味：

　いますぐ行動には移していないものの、定期的なクリーニングや健診が必要だと感じており、将来のトラブルを防ぐための予防的ケアに興味をもっている。

2）心理的ニーズ

時間の柔軟な対応を求める：

　忙しく、通院時間がとれないため、できるだけ短期間で治療を終えたいと考えている。オンライン予約や週末診療など、時間に柔軟に対応できる歯科医院を探している。

信頼できる歯科医院をみつけたい：

　治療前に信頼できる歯科医師やスタッフがいる歯科医院を選びたいと考え、丁寧な説明や高い技術力を持つ歯科医院をインターネットで調べ、口コミを参考にしています。

STEP ④ポジショニング⇒ブランディング（地域における歯科医院の位置づけ）

　ペルソナ設定までできたら、最後はポジショニング⇒ブランディングを行います。これは、歯科医院の「独自性」を確立するために不可欠な要素です。ポジショニングは、ペルソナ層に「どのような歯科医院として認識されたいか」を明確にし、そのイメージを構築する戦略です。一方、ブランディングは、ポジショニングに基づいて歯科医院の価値観や特徴を発信し、「選ばれる歯科医院」として認

識してもらうための戦略です。

　ただし、効果的なポジショニングは、歯科医院の立地や地域の競合状況に依存します。たとえば、都内では「審美に特化した歯科医院」としてポジションを確立するためには、ほぼ100％自費診療が求められますが、地方では自費率50％でも同様のポジションを確立できる可能性があります。したがって、競合分析を行い、地域特性に合わせた差別化戦略を取ることが重要です。

　このように、地域特性に応じたポジショニングを行い、その独自性を患者に伝えることで、他院との差別化が図れ、患者にとっての「選ばれる理由」を提供できます。それが結果として、歯科医院のブランディングに繋がり、地域で唯一無二の存在として認識される歯科医院を築くことができるのです。

1．当院が行った施策

　当院では、ここまで説明してきたSTNP分析をより高い精度で活用し、下記のような施策を実践しました。

1）高品質な審美歯科の提供

　美意識の高い患者さんに向けて、ホワイトニングやセラミック治療など、最新技術を使った審美歯科を提供しています。美しい笑顔を手に入れたいと感じている方のために、自然で美しい仕上がりを実現し、自信を持って笑える毎日をサポートします。

2）柔軟な診療時間と予約システムの改善

　多忙なキャリア層女性のため、ウェブ予約システムを充実させ、24時間いつでも診療予約が可能な環境を整えています。自費診療に限り、あらかじめ数回分の予約をまとめて取れるようにし、週6日診療で診療枠も拡充しました。忙しい生活のなかでも無理なく来院でき、治療の継続率を向上させています。

3）快適でラグジュアリーな診療環境の提供

　診療室や待合室のデザインにもこだわり、シャンデリアを設置した待合室、大理石調の半個室、プライバシーを重視した診療スペースなど、快適に過ごせる空間を整えました。これにより、「治療を受ける場所」ではなく「自分をケアする場所」として捉えられるよう工夫しています。

4）信頼性の確保を目指した施策

　ウェブサイトのデザインを「信頼感」を重視した設計にしました。院長の写真をトップページに大きく配置し、笑顔多めでペルソナの心に響く言葉を使用しています。

第3章　医院運営の手段と仕組みを理解し、実行力を身につける

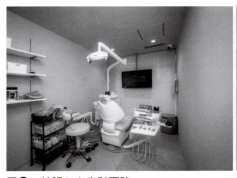
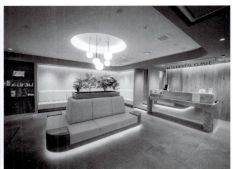

図❶　拡張した歯科医院

2．施策を行った結果

　この施策によって、当院のペルソナ比率は全体の30％となり、売上比率も最も大きくなりました。そして、冒頭で述べたように、2年でユニット4台・自費率80％・医業収益1.6億円を達成しました。3年目の今も成長は続いており、2024年4月に大幅拡張を行い、ユニット4台から12台の大型歯科医院へと変貌を遂げました（図1）。拡張後は、新規患者数が平均100名／月を維持しています。これは、まさにマーケティングの力が大きく寄与していると考えています。

患者さんの価値を創造した先の未来

　STNP分析によって導き出された施策を実行することで、患者さんにとっての「価値」を創造し、医業収益を上げていけることが理解いただけたと思います。歯科医院マーケティングは、集患活動に留まらず、患者さんの価値を創造することを目指すべきです。歯科医院が提供する価値を最大化し、それを地域に伝えることができれば、歯科医院は持続的に成長し、経営も安定し、地域の健康と幸福に貢献できるはずです。それが歯科医院経営の未来を切り拓く道であり、「真の価値」を提供することになります。

　私たちの提供するサービスは、単なる医療にとどまらず、患者さんの生活の質を向上させるものであるべきです。患者さんのニーズを理解し、共感し、期待を超える価値を提供し続けることが求められます。これからの歯科医院経営は、患者さんとの信頼関係を基盤に、地域の健康と幸福を支える存在として成長することが期待されています。必要なのは、明確なビジョンと戦略、そして情熱と努力です。私たちが目指すべきは、患者さん一人ひとりの人生に寄り添い、生活をよりよくすることです。これが、歯科医院の未来を創り、「選ばれる理由」を提供する道筋だと確信しています。

Q&A

佐野泰喜（株式会社 HAMIGAKI／東京都・南砂町リタデンタルクリニック）

Q1 ペルソナ設定はわかるのですが、想像上の人物になってしまいすぎる気がします。

A1 ペルソナ設定が想像上の人物に感じられるのは自然なことです。しかし、ペルソナは単なる「架空の人物」ではなく、理想的な患者像を具体的に描くための手法です。これにより、患者の行動やニーズを深く理解し、医院のマーケティング戦略をより効果的に実行できます。

設定する際には、実際の患者データや診療圏調査の結果を基に、具体的な人物像を描くことが重要です。たとえば、既存の患者さんの年齢層、主訴、治療の希望、来院の動機などを分析し、そこから共通点を見つけてリアルなペルソナ像を作成します。

ペルソナは、ターゲットを限定することではなく、医院が提供できる価値を的確に伝えるための指針です。ペルソナ設定を繰り返し見直し、データを反映しながら精度を高めていくことで、医院の強みを活かし、患者に最適な施策の提案が可能になります。

Q2 当院では、子どもから大人まで来ていますが、それでもターゲットの層を絞らなければいけないのでしょうか。

A2 たとえ幅広い年齢層の患者が来院している場合でも、ターゲット層を明確にすることは医院の強みを際立たせるために重要です。特定のターゲット層に向けてメッセージを発信することで、歯科医院の特徴や価値を効果的に伝え、患者に「選ばれる理由」を明確に示せます。

たとえば、小児歯科に強みがある場合、子どもやその保護者に向けて安心感を伝える情報を発信することで、信頼感を築けます。一方、成人や高齢者に対する予防歯科や審美歯科に力を入れている場合は、その層に特化した情報を提供することで、特定のニーズをもつ患者層にアプローチできます。ターゲットを絞ることで、医院の強みがクリアに伝わり、結果

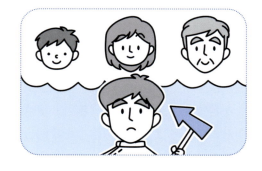

的に多くの患者に「この医院なら安心できる」と感じてもらうことが可能です。

ターゲット層を設定することは、より効果的な施策を実行するための戦略的な選択であり、患者満足度を高めるための第一歩です。

第3章 医院運営の手段と仕組みを理解し、実行力を身につける

Q3 ウェブサイトも内装も変えられません。どうしたらよいでしょうか。

A3 ウェブサイトや内装を変更できない場合でも、できる取り組みはたくさんあります。

まず、既存のツールやリソースを活用し、医院の魅力を最大限に伝える新しいアプローチを検討してみてください。たとえば、SNSやブログを活用して医院の日常や治療のこだわり、患者さんの声を発信することで、オンライン上での信頼感や親近感を醸成できます。また、スタッフの接遇やカウンセリングの質を向上させ、患者さん一人ひとりに寄り添った対応を強化することも、医院の印象を大きく変えることに繋がります。

さらに、既存の患者さんとの関係を強化することも効果的です。定期的なニュースレターやLINE配信でお役立ち情報を提供するなど、コミュニケーションを密にすることで、リピート率の向上や紹介に繋げられます。物理的な変更が難しい場合でも、サービスの質を高め、情報発信を強化することで、医院のブランド力を高め、患者さんにとって「また来たい」と思わせる魅力を創出できるはずです。新たな取り組みによって、医院の価値をさらに引き出していきましょう。

Q4 ここまでマーケティングをやらなければいけないのですか。やらなくても売上は上がる気がしています。

A4 確かに、必ずしもすべてのマーケティング施策を行わずとも、短期的に売上が上がることはあるかもしれません。しかし、持続的な成長と安定した経営を実現するためには、戦略的なマーケティングが不可欠です。

短期的な成功は、偶然や地域の特性、または特定の施策がうまくはまることに依存する側面がありますが、これらは長期的な安定を保証するものではありません。戦略的なマーケティングを実施することで、歯科医院の強みや信念を患者に

伝え、「この歯科医院だからこそ通いたい」と思ってもらえる状態を作り出せます。医院の理念や価値をしっかりと伝え、患者との信頼関係を構築することで、リピート率や口コミも自然と向上します。

マーケティングは、単に売上を上げる手段ではなく、医院の未来を築くための基盤です。戦略的なアプローチにより、医院が選ばれる存在として成長していくために、いまこそ計画的な取り組みを行うことが重要です。

患者を引きつけるブランディングとマーケティング戦略　93

第3章　医院運営の手段と仕組みを理解し、実行力を身につける

2．財務会計・管理会計
歯科医院の収益管理とコストコントロール

下所由美子（沖縄県・泉崎ファミリー歯科）

　財務会計とは、歯科医院の経営状況を外部に向けて報告するための会計手法です。具体的には、収益や費用、資産や負債といった経営の成果を数値で示し、それを基に医院の財務状態を把握することを目的としています。

 財務諸表の基礎

　財務諸表は、歯科医院の経営状態を数値で示す重要な書類です。財務諸表には、損益計算書（P/L）、貸借対照表（B/S）、キャッシュフロー計算書（C/F）の3つの主要な書類が含まれています。それぞれが異なる側面から医院の経営状況を評価し、収益管理やコストコントロールにおいて欠かせない役割を果たしています。以下では、これらの財務諸表について詳しく解説します。

1．損益計算書（P/L）

　損益計算書は、一定期間における医院の収益性を示すもので、売上高、費用、利益の3つの主要な項目から構成されています（図1、表1）。

1）売上高

　売上高は、歯科医院が診療やその他のサービスを提供した結果として得られる総収入を指します。これは医院の規模や提供するサービスの内容によって大きく変動します。売上高の増減は、医院の経営戦略やマーケティングの効果を評価するための重要な指標となります。

2）費用

　費用は、医院が収益を得るために支出したすべてのコストを指します。おもな費用には、人件費、材料費、設備費、そして運営にかかるその他の経費が含まれます。費用の管理は、コストコントロールの観点から非常に重要であり、無駄なコストを削減することで、医院の利益を最大化できます。

3）利益

　利益は、売上高からすべての費用を差し引いた残りの金額を指します。損益計算書を分析することで、医院がどの程度の利益を上げているか、またその利益がどのように変動しているかを把握できます。

売上高	一年でいくら売ったのか？
売上原価	材料や仕入れ、技工費などの費用
売上総利益	売上高から売上原価を引いた利益
販売費および一般管理費	営業のための人件費や広告宣伝費など
営業利益	売上総利益から販管費を引いた本業の利益
営業外損益	本業以外の利益と費用。歯科医師会の検診代、金属撤去冠収入、補助金など
経常利益	営業利益に営業外の損益を足し引きした利益
特別損益	想定外の一時的な利益と損失
税引き前当期純利益	経常利益に想定外の損益を足し引きした利益
法人税等	納税額
当期純利益	税引き前当期純利益から税金を引いた利益

図❶　損益計算書。売上高と５つの利益に分かれる収益から各費用を差し引いた利益がどの程度あるかを確認できる

表❶　歯科医院の損益計算書（参考文献[1]より引用改変）

項目	金額（万円）	割合（%）
売上	5,036万円	100%
費用	3,372.5万円	67.00%
人件費	1,306.7万円	25.90%
その他経費	1,705.8万円	33.90%
減価償却	360万円	7.10%
営業利益	1,665.5万円	33.00%

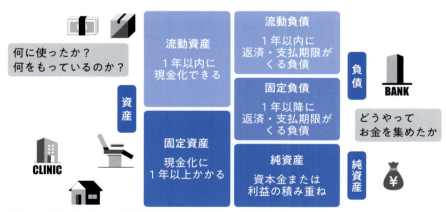

図❷　２種類の資産と２種類の負債＋純資産に分かれる

2．貸借対照表（B/S）

　貸借対照表は、ある特定の時点における医院の財務状態を示すもので、資産、負債、資本の３つの要素から成り立っています（**図2**）。

営業活動による キャッシュフロー	本業でどれだけ現金が増減したか
投資活動による キャッシュフロー	投資でどれだけ現金が増減したか
財務活動による キャッシュフロー	借金や返済でどれだけ現金が増減したか

図❸　3種類のキャッシュフローに分かれる

1）資産

資産は、医院が保有するすべての財産を指し、現金、設備、在庫、未収金などが含まれます。資産は、医院がどれだけの価値をもっているかを示す指標であり、健全な経営を維持するためには、適切な資産管理が求められます。

2）負債

負債は、医院が他者に対して支払うべき義務を指します。銀行からの借入金や未払いの費用などがこれに該当します。負債が多すぎると、医院の財務健全性に悪影響を及ぼす可能性があるため、適切な負債管理が重要です。

3）純資産

資本は、医院の所有者が出資した金額および過去の利益の蓄積を示します。資本が多いほど、医院は経済的に安定していると評価されます。貸借対照表を分析することで、医院がどの程度の財務健全性をもっているかを評価できます。

3．キャッシュフロー計算書（C/F）

キャッシュフロー計算書は、一定期間の現金の動きを示し、営業、投資活動、財務活動の3つに分かれます（**図3**）。営業活動は、医療など本業の現金の動きを示し、プラスのキャッシュフローの場合、健全な運営ができている指標となります。投資活動は、設備購入など長期の資産の動きを表し、成長のための投資をするとマイナスになりますが、過剰な投資は現金不足を引き起こすことがあるため注意が必要です。

財務分析の手法

財務分析の手法は、歯科医院の経営状態を客観的に評価し、収益管理とコストコントロールの改善に役立てるための重要なツールです。これらの手法を使って、医院の財務健全性や収益性を多角的に診断し、経営戦略を適切に立てることが可能となります。

1．財務比率分析

財務比率分析は、医院の財務諸表から導き出される数値をもとに、経営状態を多角的に評価する手法です。

1）流動比率

流動比率は、医院が短期的な支払義務をどれだけ満たせるかを示す指標です。この比率は、流動資産を流動負債で割ることで算出され、通常、100％以上が望ましいとされています。たとえば、流動比率が高い場合、医院は短期的な資金繰りが良好であり、急な費用の発生にも対応できることを示します。逆に、流動比率が低い場合は、資金繰りに注意が必要であり、対策を講じる必要があります。

2）自己資本比率

自己資本比率は、医院全体の資産に対して、どれだけの割合が自己資本で構成されているかを示す指標です。自己資本比率が高いほど、医院は外部からの借入に依存せずに安定した経営を行っていることを示します。一般的には、自己資本比率が50％以上であれば健全とされますが、歯科医院の場合、設備投資が大きいため、これより低い場合もあります。この比率を改善するためには、利益の蓄積や資本の増強が必要です。

3）利益率

利益率は、売上に対してどれだけの利益が得られているかを示す指標です。代表的なものに、売上総利益率、営業利益率、経常利益率があります。たとえば、営業利益率は、医院の本業でどれだけの利益を上げているかを示し、収益性の評価に役立ちます。この比率が高いほど効率的に運営されていることを意味します。利益率の低下は、コストの増加や売上の減少が原因となることが多く、改善が必要です。

 財務計画の策定

1．財務目標設定

歯科医院の成功には明確な財務目標の設定が必要です。目標は以下の3段階で設定します。
①売上増加率やコスト削減など、日々の医療活動に直結する数値目標
②新規診療メニュー導入や設備投資など、医院の成長に関する計画
③事業継承やマーケットシェアなど、医院の将来的なビジョン

2．資金調達と予算設定

歯科医院がこれらの財務目標を達成するためには、適切な資金調達と予算管理が不可欠です。

1）資金調達

資金調達は、医院の成長戦略を支えるための重要な要素です。たとえば、新し

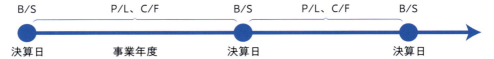

図❹　P/LとB/SとC/Fの時間感覚の違い。B/Sは決算日の1日の状態。P/LとC/Fは一定期間の蓄積

い設備の導入や医院の拡張を行う際には、自己資金だけではなく、銀行融資やリース契約、さらには地域社会や患者からのサポートなど、さまざまな資金調達手段を検討する必要があります。資金調達計画をしっかりと策定し、適切なタイミングで必要な資金を確保することが、長期的な経営の安定に繋がります。

2）予算設定

予算設定は、医院の日常運営と長期的な成長を支えるための指針となるものです。具体的には、収入と支出をバランスよく管理し、無駄なコストを削減しながら、医院の収益性を最大化することが求められます。また、予算を設定する際には、過去のデータを参考にしつつ、今後の市場動向や経済状況を考慮に入れて、現実的かつ挑戦的な数値を設定することが重要です。

管理会計の定義、役割、財務会計との関係

1．管理会計の定義と役割

管理会計とは、歯科医院の内部で経営者や管理者が経営判断を行うために利用する会計情報を提供する仕組みです。具体的には、医院の収益性やコスト構造を分析し、どの診療メニューが最も利益を生み出しているのか、あるいはどの部分に無駄があるのかをあきらかにするための情報を提供します。管理会計の役割は、日々の経営における意思決定をサポートすることにあります。たとえば、保険診療と自費診療の収益性を比較して、どの分野に注力すべきかを判断するのに役立ちます。また、スタッフの労働生産性や患者の稼働率をモニタリングし、医院全体の効率性を向上させるための施策を講じることが可能です。

2．財務会計との関係

財務会計は、外部のステークホルダー（例：税務署、銀行、取引先）に対して医院の経営状況を報告するための会計手法です。これに対して、管理会計は内部の経営改善に特化した情報を提供するものであり、目的が異なります。

財務会計が過去のデータを基にした報告に重点を置くのに対し、管理会計は未来志向であり、戦略的な意思決定のためにリアルタイムで使用されます。両者は互いに補完的な関係にあり、財務会計のデータを基に、管理会計が具体的な経営改善策を提案するという流れが一般的です（図4、5）。

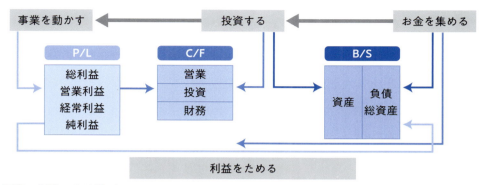

図❺　財務三表は繋がっている

3．経営戦略との整合性
1）保険診療と自費診療における戦略
　歯科医院における経営戦略は、おもに保険診療と自費診療のバランスをどのように取るかにかかわってきます。保険診療は安定した収益を見込める一方、利益率が低いことが課題です。一方で、自費診療は利益率が高いものの、患者数の確保や競争力の強化が求められます。管理会計の役割は、このバランスを最適化することにあります。たとえば、自費診療の導入に伴うコスト増加をどう管理し、収益性を最大化するかを分析します。また、患者のニーズに合わせた診療メニューの開発や、差別化戦略の策定にも寄与します。

2）差別化戦略と規模拡大戦略
　歯科医院が競争に勝ち抜くためには、差別化戦略と規模拡大戦略のいずれかを選択することが求められます。

差別化戦略
　差別化戦略とは、他の医院にはない独自の強みをもつことで競争優位を確立する手法です。特定の診療分野で専門性を高める、または患者へのサービス向上に力を入れることで、他院との差別化を図ります。管理会計は、この戦略がどれだけ医院の収益性に貢献しているかを定量的に評価する手助けをします。

規模拡大戦略
　一方で、規模拡大戦略は、医院の規模を拡大することで利益率を高めるアプローチです。これには、1店舗の収益を2億円、3億円に引き上げる目標を設定するか、分院展開を進める方法があります。この戦略では、「規模の経済」が重要な役割を果たします。
　規模の経済とは、医院の規模が大きくなるほど、単位あたりのコストが低下する現象を指します。これは、一定の固定費が、より多くの売上に分散されること

で、全体的なコスト負担が軽減されるというものです。

たとえば、以下の固定費が「薄まる」ことで、医院の利益率が向上します。

• **採用費用**

大規模な医院や分院展開を行うことで、複数の医院間でスタッフをシェアしたり、共通の採用プラットフォームを利用したりでき、個々の医院での採用コストを抑えることが可能です。

• **教育費用**

新人スタッフや技術向上のための教育プログラムも、規模が大きくなることで、複数の医院間で共有できるため、教育費用を効率的に使うことができます。

• **広告宣伝費用**

広告やマーケティング活動も、規模拡大によってコストが効率化されます。大規模な広告キャンペーンや地域全体をターゲットにしたマーケティング活動は、複数の医院にとって共通の利益をもたらすため、個別に広告を打つよりも一貫したブランディングとコスト削減が可能です。

• **一括購入による原価（材料費など）**

規模が大きくなると、医療材料や消耗品の一括購入が可能となり、仕入れコストが削減されます。大量購入による割引を受けることで、単位あたりの材料費が低く抑えられ、医院の全体的なコスト構造が改善されます。

このように、規模拡大戦略を通じて、これらの固定費が分散され、結果として医院全体の利益率を向上させられるのです。これが「規模の経済」のメリットであり、大規模な医院経営や分院展開を進める際には、戦略的な活用が求められます。

4．KSF と高い稼働率の確保

いずれの戦略を選択するにしても、歯科医院の経営成功には KSF[*1]（重要成功要因）の理解と実践が不可欠です。とくに、歯科医院は高い固定費を抱えているため、それを賄うだけの稼働率を確保することが極めて重要です。管理会計は、これらの稼働率をモニタリングし、必要に応じて診療内容やスタッフ配置を調整することで、経営の安定化を図ります。

稼働率を高めるためには、患者の予約状況を効率的に管理し、診療の空き時間を最小限に抑えることが求められます。また、自費診療の患者を増やすためのマーケティング戦略を強化し、診療報酬の単価を引き上げることも考えられます。

[*1] 「Key Success Factors（キー・サクセス・ファクターズ）」の略で、端的に表すと「事業成功の鍵となる要因」を意味する。これらの要因を特定し、強化することで競争優位性を獲得し、事業の成功確率を高められる

経営戦略と管理会計の連動、実例の紹介

1．経営戦略と管理会計の連動

　管理会計は、経営戦略を実行に移すための重要なツールです。歯科医院の経営戦略には、たとえば差別化戦略や規模拡大戦略が含まれますが、これらの戦略の成功には、管理会計が提供するデータと分析が欠かせません。管理会計は、収益性やコスト構造を詳細に分析し、どの施策が最も効果的であるかを経営者に示します。高品質な自費診療を提供する差別化戦略を採用した場合、管理会計は、各診療メニューごとのコストと収益を分析します。これにより、どのメニューが最も利益を生んでいるか、どの部分に無駄があるかを特定し、戦略の方向性を調整するための根拠を提供します。また、分院展開などの規模拡大戦略においても、管理会計は各医院の稼働率やコスト効率をモニタリングし、どのエリアでの展開が最も成功するか、どのように固定費を分散させるかの判断材料を提供します。これにより、戦略的な意思決定をサポートし、経営目標の達成を促進します。

2．予実管理

1）予実管理の重要性

　予実管理とは、予算と実績を比較し、その差異の分析を経営の改善に役立てる手法です。予算は、医院が達成すべき目標や計画を具体的な数値で示したもので、実績はその結果として得られた実際のデータです。この2つを比較することで、計画どおりに進んでいるか、どの部分で計画から逸れているかを把握できます。

2）予実管理のプロセス

　予実管理のプロセスは、まず年間の収入と支出の計画を立てるところから始まります。これには、診療メニューごとの収益目標や、必要なコストの見積もりが含まれます。医院が新しい自費診療メニューを導入する場合、そのメニューがどれだけの収益を生み出すか予測し、それに伴うコストを計算します。次に、実績データを定期的に収集し、予算と比較します。ここで差異が生じた場合、その原因を分析することが重要です。たとえば、ある月の収益が予算を下回った場合、その理由が患者数の減少なのか、コストの増加なのかを特定することで、具体的な改善策を立てられます。

【参考文献】
1）厚生労働省：歯科疾患実態調査．https://www.mhlw.go.jp/toukei/list/62-17.html（2024年11月29日最終アクセス）
2）グロービス経営大学院：［改訂4版］グロービスMBAアカウンティング．ダイヤモンド社，東京，2022．
3）かんべみのり：マンガ 日本最大のビジネススクールで教えているMBAの超基本．東洋経済新報社，東京，2014．

下所由美子（沖縄県・泉崎ファミリー歯科）

 分院展開をする場合、財務的にどのようなポイントを押さえたらよいのでしょうか。

A1 分院展開を行う際の財務的なポイントについて、下記の表にまとめました。これらのポイントを押さえることで、分院展開の財務的な側面を適切に管理し、持続可能な事業拡大を図れます。

▼分院展開の財務的ポイント

初期投資	・設備投資（医療機器、内装工事など） ・不動産取得または賃貸契約 ・人材採用・研修費用
運営コスト	・人件費（歯科医師、歯科衛生士、受付スタッフ） ・材料費・消耗品費 ・賃貸料・水道光熱費 ・保険・ライセンス費用 ・マーケティング費用
収益予測	・患者数予測 ・治療内容別の収益見込み ・保険診療と自費診療のバランス ・売上額、利益率
キャッシュフロー管理	・運転資金の確保 ・借入返済計画

▼歯科医院のビジネスモデル

特徴	・分散型の事業：各医院が独立して運営される傾向がある
	・固定費が高い：設備や人件費などの必ず発生する費用が多い
これらの特徴により	・規模を拡大しても、通常の事業で見られるようなコスト削減効果があまり期待できない
	・新卒歯科医師の採用が難しく、人材確保に苦労する
結果として	・大規模な歯科医院チェーンを運営することは非常に難しく、リスクが高くなる

 利益率の改善は具体的にどうすればよいのでしょうか。

A2 歯科医院の財務比率と打ち手を、以下に解説します。

1．粗利益率改善のための打ち手

1）コスト削減策を実施し、原材料の仕入れコストを見直すことで、売上原価を低減させます。

2）単価の上昇を検討します。おもに2つの方法が効果的です。
- 自由診療比率が高い医院では自費の価格付けの見直しをして、コスト実態に沿ったプライシングをしましょう。
- 保険診療の治療割合が多い医院では、

レセプト枚数におけるSPTの割合を増やします。30〜45分でのメインテナンス枠が収益性が高いです。

2．具体的な打ち手

1）営業利益の向上
　準変動費（広告費や研修費など）の見直しと改善。

2）固定費の削減
　必要ないサービスの解約により、固定費を削減。

3）キャンセル率の改善
　機会損失の改善で売上上昇および粗利益率の向上を図る。

4）キャンセル対策
　予約管理アプリやLINEの導入によるキャンセル率の削減。キャンセルポリシーの明文化と徹底。

5）質の向上
　治療期間を短縮できるような知識や技術を身につける。
　インプラントの抜歯即時埋入、上部構造装着期間の短縮、小児矯正の手技を確立し、最適な時期に介入する。

Q3 少人数のクリニックのメリットとデメリットを財務的に教えてください。

A3　メリット：固定費が少ない

たとえば、ユニットを3台に限定し、自費診療の割合が10％程度であれば、院長1人と、受付や歯科助手を担当する親族1人がいれば、何とか医院を回すことが可能です。

このように小規模な運営を行うことで、人件費や設備投資を最小限に抑えられるため、利益が出やすい構造を作ることができます。

とくに、親族が受付や事務作業を担当する場合、信頼性が高く、離職のリスクが低いため、求人費用の削減にも繋がります。また、親族が長期にわたって働いてくれることで、スタッフの入れ替わりに伴う教育コストも抑えることが可能です。

デメリット：成長の成約

最新の技術やサービスの導入が難しくなる可能性があります。また、少人数体制での運営は、患者数の増加や新たな診療メニューの導入による収益拡大が難しいため、医院の成長が見込めないという

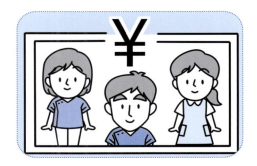

状況も考えられます。そもそも坪数によるユニット数の制約はありますよね。

それでも、規模を抑えて効率的に運営することで、年間の利益目標である1千〜1千5百万円[1]を達成しやすいという利点があります。つまり、医院の規模や成長を追求するよりも、安定した収益を確保しつつ、リスクを最小限に抑える経営を重視する個人事業主にとって、このようなアプローチは非常に有効です。

【参考文献】
1）厚生労働省：令和2年歯科実態調査．

第3章　医院運営の手段と仕組みを理解し、実行力を身につける

3. オペレーション戦略
効率的な診療フローと業務改善

古市彰吾（東京都・古市歯科医院）

 オペレーション戦略とは

　オペレーションを考える前に、経営戦略との関係を確認しておきましょう。
　経営戦略とは、経営理念、ビジョン、ミッションの達成のために持続的な競争優位性を確立すべく構造化されたアクションプランを指すものです。つまり、「どこでどのように戦うのか」についての方針と言い換えてもよいでしょう。では、持続的な競争優位性のためには何が必要でしょうか。経営戦略の視点でまず語られるのは、戦略的なポジショニングです。どの業界において、どのような市場顧客に、どのような価値を提供していくのかという戦略上のポジションを決める必要があります。ただし、優れたポジショニング戦略を立てるだけでは真の優位性は確立できません。その戦略を確実に実行できるオペレーショナルエクセレンスによって初めて真の優位性を確立できるのです。
　ではオペレーショナルエクセレンスとは何でしょうか。みなさんはオペレーションが優れている企業といえばどの企業を思い浮かべますか。たとえばセブンイレブンは多くの店舗をもっており、消費者はちょっとした日用品を買いたいときにすぐ購入できます。仮にセブンイレブンのポジショニングを真似したいと考えたとしても、同様の品揃えや物流をすぐに実行できるでしょうか。また、マクドナルドでは入店してから短時間でハンバーガーやドリンクなどを安い価格で手に入れられます。安くてすぐに手に入るというポジショニングを真似したいと考えたとして、同じような価格・スピードで顧客に商品を提供できるでしょうか。短期間での実現は難しいですよね。セブンイレブンやマクドナルドがもっているような戦略を、描いた市場顧客に、提供したい価値を優れたレベルで実現し、実際に市場に提供できる能力をオペレーショナルエクセレンスと呼びます。
　オペレーショナルエクセレンスに貢献する要素は4つに分けられます（**図1**）。1つ目はクオリティ（Quality）、または正確性とも呼ばれます。思い描いたとおりのクオリティのアウトプットを作れるかを意味します。通常、クオリティは「品質」と訳しますが、ここでは「正確性」と捉えてください。品質というと一般的

には高ければ高いほどよいと考えがちです。しかし経営戦略が想定している以上の品質や顧客が求める以上の品質を作り込んでしまうと、その品質の高さは無駄になる部分が出てきてしまうのです。よって、経営戦略や顧客が求めるニーズに対し、いかに正確な品質を実現できるかが重要という意味で正確性という表現を使っています。

図❶　オペレーション戦略の位置づけ

　2つ目はコスト（Cost）です。競争優位を築くには、業務プロセスの効率化などにより、どれだけ徹底的にローコスト化できるかが重要です。

　3つ目はデリバリー（Delivery）、つまりスピードです。同じものやサービスを提供するにしてもいかに早くお客様に提供できるかが競争優位性に繋がっていきます。そのためにも、どれだけプロセス全体を早くできるか。結果として必要なときに必要な量の商品やサービスを顧客に提供できるかも重要となります。

　最後はフレキシビリティ（Flexibility）、柔軟性です。提供する製品やサービスの種類、量、場所、タイミングなどをどれだけ柔軟に修正・変更できるかを意味します。なお、フレキシビリティは正確性、コスト、スピードのすべてにかかわるものです。現在のような環境変化の激しい時代においては、この柔軟性をいかに高めるかも大事な要素になります。これらのオペレーショナルエクセレンスに貢献する4つの要素の頭文字を取って、QCDFと呼びます。オペレーション戦略とは、つまり経営戦略から要請される顧客への提供価値について、ベースとなるQCDFを実現して経営戦略からの要請に貢献することを指します。

　さて、オペレーション戦略は昨今、重要性を増していますが、それはなぜでしょうか。その理由の1つに、環境の変化があります。まず、国内の生産年齢人口の減少に伴い、いかに少ない人数で業務を回せるようにできるかという観点が必要になってきています。そして国が働き方改革を先導していることに伴い、各企業では、いかに効率的に業務を行うかという考えが強まっています。

　また、人口減少に伴うマーケットの縮小は、企業間の競争を激化させるため、よりいっそうのコスト競争力をもつこと、あるいは他社との差別化を実現させることの必要性が増しています。その企業間の競争激化の流れを受けて、ビジネスモデルや商品が模倣されるスピードが国内外で早まっています。戦略や商品のレベルで模倣されることを防ぐのは難しくなってきています。品質の高い車を低コストで多品種作り分けることに抜きんでたトヨタ自動車は、顧客が望むものをほ

効率的な診療フローと業務改善　　105

しいだけほしいタイミングに届けることで、競合に圧倒的な差をつけることを実現しました。このように、持続的な競争優位性を築くには、オペレーションの磨き込みが不可欠になっていることから、オペレーション戦略がより重要になってきているのです。

歯科医療業界における戦略的ポジショニング

さて、われわれの歯科医療業界について考えてみましょう。

外部環境は一般企業と同様に、人口減少、地方の過疎化、都市部の一局集中とそれによる地価の高騰が顕著で、今後、ヒトを相手にするサービス業はいっそう競争が激しくなります。小さくなるパイの争奪になるからです。では、どのポジショニングを取り、ターゲットを絞り、ビジネスを展開すればよいでしょうか。

筆者は都市部で開業しているため、その地域での戦略例についてお話しします。

1．自分の強みは何なのか。

自分のみならず、家族や子どもの社会環境を活かすこともネットワークの優位性を形成するためにも重要です。

筆者がとった戦略をお話しします。

- オフィスビルでの開業を目指す
- 予防医療を普及するためのセグメントにターゲットを絞る
- 自身・妻・息子・娘の出身校（私立一貫校）の友人・知人のネットワークを広げていく

歯科医師ごと、それぞれに自分の強みがあるはずです。そこを手掛かりに市場の顧客を取り込む努力をすることが重要だと思います。

2．希少性、模倣困難性

ビジネスの成功と競争優位性を持続的にするためには、希少性と模倣困難性が極めて重要です。サービス提供の軸を決めたら、他院が模倣困難で、希少性の高いサービスと人的資源の育成を始めることです。そこには、医院がしっかりとした理念をもち、同じ方向性で社員が働くモチベーションが必要になります。他院と一線を画す人材育成を丁寧に、そして時間をかけて行えれば、それは模倣困難性に繋がり、差別化は時間を追うごとに目に見えて現れ、顧客にも浸透していき、必ず定着します。

3）競争優位の持続性

スタッフを成長させる教育プログラムを構築し、育ったとしても、スタッフ満足度が永遠に満たされる人事システムをつくることは容易ではありません。わが

国の医療は、基本的に公定価格で有限労働対価な職業です。ですから、歯科医師の収入が１億円を超えることは極めて稀であり、パラデンタルスタッフの収入も1,000万円を超えることは難しいでしょう。そうした業界に参入してくる人材は、多くを望まず、そこそこ食べていければよい、という発想の人が多いと思います。マズローの５大欲求仮説でいえば、「生理的」、「安全」、「社会的」欲求のレンジで満足してしまう階層です。そこから、「尊厳」そして「自己実現」に繋がる目標設定を指し示すことがリーダーとしての役割となります。

歯科医院におけるオペレーションエクセレンスとは

1．正確性

　まずは、外部環境を冷静に分析して市場のニーズを洞察し、歯科医院（勤務医であれば将来の自身が目指す医療人像）の確固たる理念を３つ以内で掲げることです。その後に一定レベルの医療技術が必要と考えます。

　現在の歯科大学を卒業して１年研修医をしても到底まともな品質のサービスなどできるはずがありません。自身が提供したい医療ではなく、顧客のニーズがどこにあり、それに対して自身がどのようにサービス提供できるかを考え、提供価値となるサービスを体得することが鍵となります。インプラントが打てるようになっても、決して健全経営には繋がりません。

2．コスト

1）業務プロセスの効率化
- 予約制の診療システム

2）DXの導入
- アプリを使った予約システム導入より、電話対応の最小化
- カード払い対応による受付業務の最小化
- スキャンデータを用いた歯科技工物の製作により、材料代のランニングコストの最小化

3）在庫管理の効率化
- 自動発注システムの導入：一定数量以下になるとディーラーに発注される
- バーコード管理システムの導入：スキャンするだけで在庫数を把握できる
- データ分析：競合ディーラーの同一商品の価格を比較し、最安値で購入

4）スタッフの作業効率の最適化
- 基本マニュアルの作成
- 繰り返しの訓練

			1	2	3	4	5		30	31	32	33	34	35	36
歯周病治療	4〜12週 6ブロック		主訴の治療	今後の説明											
抜歯	1回／本														
レジン充填 （白いつめもの）	1回／本														
インレー （つめもの）	2回／本														
仮歯作成	1回／本														
根の治療	5回／本														
土台を立てる	1〜2回														
クラウン・ブリッジ （かぶせもの）	2〜4回 全顎														
矯正治療	8〜24ヵ月														
インプラント	上 6〜7ヵ月 下 3〜4ヵ月														
入れ歯	3〜5回 全顎														
定期的なクリーニング （モニタリング）	2〜3ヵ月														

図❷　治療プロセスを示す治療計画書

- より効率化を測るための改善
- 全体で共有する

　以上を実行することで、7〜8年で精度の高い効率化が実現できる。

3．スピード

1）治療プロセスの見える化

　患者は、治療の内容についてはあまりよくわかっていません。そのため、治療回数や日数がどのくらいかかるか知りたがります。その説明のため、治療プロセスを示す治療計画書を交付するとよいでしょう（図2）。

2）間隔が空くことなく予約がとれる

　予約がいっぱいで、2週間以上次の予約を入れられないと、患者の来院するモチベーションが下がります。そのため、治療計画をもとに、事前に3回程度の治療予約を取ってしまうことが患者のストレスを緩和します。複数回の予約をすると簡単にキャンセルする患者がいますが、そうした患者にはその後の予約が取りにくくなるようにするなど、キャンセルしないように抑止力を与えます。

4．フレキシビリティ（柔軟性）

　上記1．〜3．すべてにおいて柔軟性が求められます。

オペレーションの3つのフィット

①経営戦略とオペレーション
②マーケットとオペレーション

従業員1人あたり営業利益	労働生産性	原材料生産性
営業利益/従業員数	製品の数/実労働時間	製品の数/原材料費

図❸　さまざまな生産性指標

③各オペレーション

それぞれがフィットすることが重要です。

オペレーションは一つ一つの工程の部分最適ではなく、つねに全体最適を考える必要があります。そのために、オペレーションが経営戦略やマーケットとフィットしていること、各工程同士がフィットしていることが重要なのです。

オペレーションのKPI

経営戦略を実現するためのオペレーションに必要なことの一つにKPIがあります。KPIとはKey Performance Indicatorsの略で、組織や個人の業務が目標に向かって順調に進んでいるかの達成度合いを評価するための指標のことです。オペレーションとは、経営戦略を実行するためのビジネスシステムのことで、具体的には、開発、生産、流通、販売など、顧客に製品やサービスが届くまでのプロセスを指します。経営戦略の階層においては、事業戦略、機能戦略が一つ一つの業務やオペレーションに落とし込まれ、戦略が実行に移されます。狙った成果を実現するために、戦略とオペレーションは切っても切り離せないものなのです。

稼働率と生産性（アウトプット／インプット）

オペレーションを効率化する際の代表的な指標として、稼働率と生産性をみていきます（図3）。

1．稼働率

稼働率とは、人材や設備など、キャパシティにおいて経営資源がどの程度有効に活用されているかを示す指標です。対象の経営資源がフル稼働した場合の稼働時間のうち、実際の稼働時間が何％かで表します。稼働率が低いと経営資源に空きができるため、収益性の悪化に繋がります。稼働率を考えるうえで、どの状態をフル稼働と考えるかは、対象とする経営資源によって異なります。製造設備では、無駄のない運転を続けた状態を100％とします。宿泊施設では、全室が予約で埋まっている状態を100％とします。スタッフについては、有給休暇を取ったうえで残業がない状態を100％とします。

2．生産性

　生産性は、最終的なアウトプットを生み出すために使用したインプットで割ったものです。稼働率とは忙しさの指標であり、稼働率が高いと規模の経済性が働きます。ただし、一定数を超えてしまうと、逆に規模の不経済が発生するため、高ければ高いほどよいとは限りません。生産性はどれだけ効率よくリソースを価値に転換したかを表す指標であり、アウトプットをインプットで割って算出します。生産性は稼働率とは異なり、高ければ高いほどよい指標です。忙しく仕事をしていると充実感を得やすいですよね。でも、その忙しさは果たして自分や事務所だけでなく、歯科医院全体の生産性を上げることに繋がっているか、どうすれば医院の生産性が上がるのかを定期的に立ち止まって振り返る必要があります。

 ### 改善提案数

　オペレーションの現場における無駄を排除し、生産性を高めたり、コストを減らしたりすることに繋がる提案の総数です。カイゼンは、世界ではアルファベットで「KAIZEN」と表記して使われている言葉ですが、元はトヨタ自動車の製造現場で育まれた経営手法です。現在はサービス業にも広がり、あらゆる職場で使われている考え方です。カイゼン提案は多いほうが望ましいとされます。それはなぜでしょうか。1つは、カイゼン提案数が多いと、インパクトの大きい変化が生まれやすいからです。もう1つは、提案数の多さは、品質向上や生産性向上が組織風土に浸透している度合いを表すからです。

 ### スタッフ採用と育成

　歯科医院においても人手不足は深刻で、つねに求人応募を出している所は多いと思います。開業してから医院のオペレーションを構築し、スタッフの教育に時間とコストをかけて機能させる努力を多くの方が行っていると思います。

　しかし、複数の社員（多くは歯科衛生士）の能力にはばらつきがあります。人材育成においてやってはいけないのが、最もできる人材を基準にした教育を行うことです。これをやると、到達できないスタッフは辞めていきます。

　現在は採用コストが1人につき100万円程度かかる時代です。手に入れた人的資源を簡単に手放すことは、生産性の低下に繋がります。

　では、どのような人材育成をすればよいでしょうか。

1．社員一人ひとりの特性を理解する。

　ヒトは三者三様に個性があり、生きてきた環境も異なります。そのなかで経営

者は、モチベーションに繋がるやる気スイッチがどこにあるかを探し出すことが必要です。

2. 仕事と人生をリンクさせる

ただただお金のために仕事をしていては、人はルーティン化のなかでマンネリになり、モチベーションが下がっていきます。仕事での生産性を上げることがよりよい人生にリンクしていると意識させることも1つの方法です。

3. 長期雇用のメリットを作り出す

福利厚生において、拠出型年金401Kなどを導入するのも1案です。

筆者の歯科医院では、10年以上勤務している社員には55,000円の満額積立運用を助成しています。30年以上運用すれば3,000万程度の退職金になる可能性があります。

4. 人材採用時点の面接で歯科医師に意識させること

歯科医師採用時の面接で必ず質問することがあります。それは、「どのような医療人になりたいか？」です。重要なのは、マーケットプロダクトフィットな思考をもっているかということです。

多くの面接応募者が、「インプラントやインビザラインの技術を学びたい」などと語り始めます。主観的に考える発想はわかります。しかし、それでは戦術を身につけることはできても、人生戦略を立てるところまで行きつかないのです。学ばなければならないのは、「なぜ、就職を希望する歯科医院に顧客が惹きつけられ、収益が上がっているか」という観点です。面接や見学に来た際には、そのオペレーションを見ているかどうかを重要視しています。

 ## 内製・外製（外注）

内製・外製は経営戦略から要請されるQCDFすべてにかかわります。経営戦略とオペレーション戦略双方の観点から設計するとよいでしょう。

1. 治療における内製・外製（外注）

内製・外製はオペレーションの観点と経営戦略の観点の二軸で考えましょう。内製よりも外製のほうが高い価値を出せ、自社のコアコンピタンス業務でない場合には外製が望ましいでしょう。たとえば、自社のコアな収益が、保険なのか自費なのか。義歯なのかインプラントなのか。それによって、外注すべき製品が変わってきます。筆者の歯科医院では、売上の半分以上が自費での予防メインテナンスなので、根管治療やリスクの高いインプラントなどは、上手な先生に外注しています。そうして空いたチェアータイムを、収益性の高い治療に振り分けてい

ます。外製する場合は、委託先が委託元の期待どおりに業務を遂行してくれるとは限らないというエージェンシー問題に注意する必要があります。それを防ぐためには、業務委託契約において、委託先が他の機会によって得られる賃金と同等以上の賃金を提示するか、委託元の利益のために行動するようインセンティブを作るなどの条件を盛り込むことが重要です。

　歯科における患者トランスファーは、多くの場合歯科医師同士の交流と信頼関係のうえに成立しているため、あまり心配がないと感じています。治療の価格についても委託元が「〇〇円でやってください」などというリクエストはしないため、依頼先の規定料金で治療が行われ、問題になったことはありません。都市部では、保険に頼らない医療の需要が増えています。患者は２つの医院で医療情報が共有されることで、１つの医院における治療よりも信頼性や客観性が増し、セカンドオピニオン的な視点で安心できるというメリットを感じているようです。

2. 歯科技工物の内製・外製

　歯科業界においては、歯科技工物を内製するか、外製するかという問題があります。従来は、歯科技工所の価格競争が存在していたため、歯科医院が優位な取引を行っていました。しかし、歯科技工士が減るなか、そうした力関係が徐々に変化していくことが予想されています。現実に、多くの歯科技工所は収益性を担保し、スタッフロイヤルティを高めるために保険の歯科技工物の製作から撤退しています。自費にしても、ゴールドのFCKやインレーなど、ワックスアップが必要で、価格が高騰しているゴールドを扱うことのコストマネジメントを避けるため、扱わない歯科技工所も増えています。

　こうした外部環境の変化は、業界の力関係を変化させていくと思われます。そのため、将来を見据えて歯科技工料金の高騰を予想するのであれば、自院での歯科技工部門立ち上げなどを考える余地はあるでしょう。しかし、私見ではありますが、筆者はそうした方向性はとっていません。理由としては、

1）予防に立脚した医療をしていれば、保険の歯科技工物はほとんど必要なくなる

2）歯科技工部門の設立は、設備投資や人材採用、教育に膨大な時間とコストがかかる。歯科医院内の人事管理ですらたいへんで、費用対効果が見合わない

ためです。

　上記ともに、業務契約をしっかり締結して、トラブルを未然に抑止することも重要です。

Q&A

古市彰吾（東京都・古市歯科医院）

Q 診療フローにおいて、効率のよいオペレーション構築をするためには何が重要でしょうか。

A 一連の診療フローのなかでのキャパシティ[*1]を把握して、ボトルネック[*2]を発見し、改善するのかしないのかを決めることが重要です。戦略に照らし合わせて判断することが必要ですが、どのように施策実行したらよいのでしょうか。それには、アウトプット→プロセス→インプットの順に考え、それぞれの最適化が図られるようにしていきます。

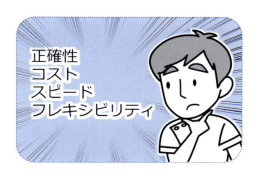

たとえば、ユニットが4台の歯科医院があります。経営戦略の要請で患者1人につき45分で診るとします。理由は「クオリティの高い医療を提供して利益の最大化を図ることがこの診療所の理念」であるからとします（アウトプット）。そうすると、1日に受け入れられる患者数は、診療時間が8時間として40人がキャパシティとなります。そのための人員配置の人数は何人が必要でどのようなスタッフを採用したらよいでしょうか（プロセス）。

①診療中心であれば、4台を埋めるために歯科医師3名（＋オーナー医師）＋アシストを4人
②予防中心であればオーナー歯科医師1名＋歯科衛生士4名

さて、①と②、どちらが利益の最大化を実現できるでしょうか。
長期戦略を考えれば、答えは②です。

筆者の経営戦略をお話しします。大事な視点は、売上の最大化ではなく、利益の最大化を目的に意思決定すべきであるということです。開業時、医院の組織設計をする場合、初期投資予算に上限があることから、人員配置は患者増員に合わせざるを得ないでしょう。

しかし、将来のオペレーション構想を頭に描いて一直線で目標に到達するのが効率的です。たとえ、山のように患者が押し寄せたとしても、決して患者1人につき15分などというオペレーションにしてはならないのです。そうした、部分最適化した経営理念に基づかない診療をしていると、周りに競合が現れた場合、あっという間に顧客を奪われます。

人生は長期戦です。30歳で開業して60歳まで事業運営するとすれば、長期的視点で事業戦略を考えるべきです。

受付 ▶ 予診診査 ▶ 診断 ▶ 治療プラン提案 ▶ 同意 ▶ 診療 ▶ モニター

▲すべてのプロセスで「真実の瞬間」（MoT）[*3]が訪れる

[*1] 単位時間あたりの処理能力のこと
[*2] 業務全体の流れにおいて、最もキャパシティが小さく、全体の処理能力、つまり全体のアウトプットサイズを決める部分
[*3] 顧客が企業価値を判断する瞬間。Moments of Truth

第3章　医院運営の手段と仕組みを理解し、実行力を身につける

4．サービスマネジメント
患者満足度向上のためのサービスデザイン

園延昌志（東京都・Well-being Dental Clinic）

 なぜ、サービスマネジメントが重要なのか？

　一口に経営といっても、製造業と医療サービス業では、抑えるべきポイントや課題は違うでしょう。また、社員1,000人を超える大企業と数十人の中小企業でも経営方針や経営資源は大きく異なるはずです。それなのに、「経営といえばヒト・モノ・カネ・（情報）が大切」という抽象的なメッセージでわかったような気にはなっても、具体的に限られた経営資源をどのように配分していけばよいのか、意思決定するときにほとんど理解できていないという現実に直面するのではないでしょうか。

　「サービスマネジメント」という学問は、顧客に価値を提供するサービスの計画、設計、提供、改善を体系的に管理するプロセスです。とくに、扱う商品が製品（モノ）ではなく、サービス（ヒト）という違いに焦点を当てています。本項では、この「サービスマネジメント」にさらに「医療」という特殊性を加味した「医療サービスマネジメント」という切り口でまとめました。

　もう1つ重要な課題は、医療サービス産業の生産性が低いということです。図1のグラフは、厚生労働省のホームページに掲載されている産業別の労働生産性の推移で、医療・介護サービスは「保険衛生・社会事業」のカテゴリーに入ります。医療や介護はいわゆるエッセンシャルワーカーと呼ばれる人々の生活を支える必要不可欠なサービス業とされているにもかかわらず、生産性が低いために比較的低賃金で肉体労働を求められる業態なのです。そのような産業であるとやりがいはあるけど、長く働くことは難しいと感じるようになります。人口減少時代において求人の難易度とともの採用コストが高まり、ますます労働生産性が低下するという悪循環が起ころうとしています。だからこそ、医療サービスにおける労働生産性を向上させることは、たいへん重要な経営課題になり、そこに「サービスマネジメント」の必要性があるといえるのです。

1．サービスの特徴

　まず、サービスの特徴について整理していきます。サービスの特徴は、①無形

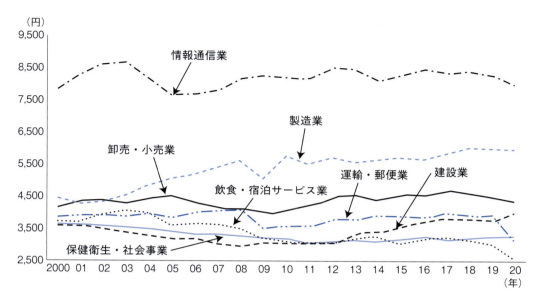

図❶　産業別の労働生産性の推移。雇用者におけるマンアワーベースの労働生産性の推移を産業別にみると、「保健衛生・社会事業」、「飲食・宿泊サービス業」などは生産性が低く、かつ低下傾向。一方で「情報通信業」、「製造業」は生産性が高く、「製造業」、「建設業」は上昇傾向にある（労働生産性は実質国内総生産（産業別）を雇用者数（産業別）×労働時間数（産業別）で除したものとした）（参考文献[1]）より引用改変）

性、②同時性、③消滅性、④変動性といった4つの特徴があります。たとえば、iPhoneといった製品と比較して考えるとわかりやすいと思います。イメージしやすいように歯科医療サービスの視点で整理します。

①**無形性**：医療サービスは形がないため、購入前に見たり、触ったりできません。つまり、患者さんは購入前にはどんな医療品質が提供されるのかは不確実のまま購買決定をしなければならないのです。そのため、わかりにくい説明、もしくはほとんど説明しなければ「とりあえず、保険でよいです」となりやすいわけです。

②**同時性**：医療サービスは診療または医療行為といった価値の生産と消費が、同時にチェアーサイドで行われます。たとえば、歯が痛い患者さんに対して、院内で診査・診断・治療という医療サービスの生産が行われ、患者さん側は自分の状態の説明を受け、歯科医師から院内でう蝕の除去や抜髄といった医療行為を提供されるわけです。ただし、痛みの消失や快適に咬める状態という体験価値は、診療行為後に患者さんの生活環境で感じます。

③**消滅性**：サービスは、提供と同時に消滅します。そのため、サービスは在庫としてストックしておくことは不可能です。製品であれば在庫を抱えられるので、売上予測に応じて事前に製品を生産しておくことが可能ですが、医療サービスは医療専門職が患者さんに対して基本的には1対1で提供されます。事前に医療

サービスを作っておいて大量に提供することはできません。別の言い方をすれば、労働集約型（人の労働力への依存度が高い）ということです。

④変動性：誰が、いつ、どこで、誰にという変数によって、サービス品質や内容が変動するということです。術者が専門医なのか卒業したての研修医なのかで医療サービスは大きく変わります。外来で行う診療と訪問先での診療とでも変わります。また、協力的な患者さんへの医療サービスと非協力（コンプライアンスの低い）患者さんへの医療サービスでも、医療品質や内容が変わります。

こうしてまとめると当たり前のように感じるかもしれませんが、医療サービスという商品はこれらの特徴に起因した制約条件があることを理解すると、経営における変えられる要素と変えられない要素を把握できると思います。

サービスの価値（表1）

サービスの価値は、どのような要因で上がったり下がったりするのでしょうか。自分がサービスを受ける（消費者）側としてイメージするとわかると思いますが、サービスの価値はこのようなモデル式で表されます。

サービスの価値＝①得られる結果×②提供プロセス／③入手コスト×④価格

①得られる結果

サービスを受けることにより得られる便益のことです。歯科医療サービスでは、痛みがとれる、咬めるようになる、人前で歯を見せられる、といったことです。われわれ歯科医療従事者はこの価値を最大化しようと日々研鑽を積んでいます。

②提供プロセス

サービスを受ける過程の体験価値のことです。歯科医療サービスでは、医院自体が清潔である、受付の接遇が心地よい、先生の説明がわかりやすいといったことです。麻酔が痛くないといったことは、提供プロセスに入る要素だと思います。医療サービスは、専門性の高さから患者さん自身が医療品質を評価することが難しいため、この提供プロセスで「ここの医院、または先生の腕はよい」と判断することが多いと思われます。

③入手コスト

サービスを受けるためにかかる手間や時間やエネルギーのコストのことです。歯科医療サービスでいうと、家から近い、予約が取りやすい、行きたいときに営業している、駐車場があるなどといったことです。

④価格

医療サービスにおいては、患者窓口負担が価格になるでしょう。当然、保険診

療と自由診療では支払うコストは大きく異なります。

　つまり、顧客（患者）が感じるサービスの価値を高めたいなら、得られる結果と提供プロセスを増加し、入手コストと価格を減少させればよいというわけです。このような活動を通じてあなたの歯科医院に通いたい、通い続けたい、友人を紹介したいという顧客を創造することが、サービスマネジメントということになります。

表❶　歯科サービスの提供価値

価値の構成要素	歯科医院の例
得られる結果	・痛みがとれる ・咬めるようになる ・笑える ・安心できる
提供プロセス	・受付の接遇がよい ・説明が丁寧 ・麻酔が痛くない ・清潔感がある
入手コスト	・家から近い ・予約が取りやすい ・夜もやっている ・リマインドメールが来る
価格	・保険 vs 自費 ・地域相場より安い ・デンタルローンが使える ・カードが使える

 サービスプロフィットチェーン

　医療経営全体を構造的に捉えてスタッフ満足（Employee Satisfaction：ES）と顧客満足（Customer Satisfaction：CS）と業績指標である売上や収益性による利益（以下、Profit）との関連を構造化したものがサービスプロフィットチェーンという概念です。チェーンというように、スタッフ満足（ES）→ 顧客満足（CS）→ 利益（Profit）→ スタッフ満足（ES）というように循環関係になっていることがポイントです。このように医療サービスを俯瞰的に捉え、各要素に対する施策群を1つのストーリーのなかに選択と順位づけをしていくことがサービスマネジメントにおける戦略立案になります。

　それでは、3つの要素を1つ1つ紐解いていきましょう。

1．プロフィット（売上や収益性）

　プロフィット（利益）＝売上－経費　というモデル式で表せます。そして、**売上＝患者数×単価**　であり、**経費＝原価＋人件費＋減価償却費＋家賃＋広告宣伝費＋その他**　となります。

　生産性を上げるためには、最終的な利益が増加している状態を作る必要があります。個人事業か医療法人かで異なりますが、一般的な目標利益率は個人事業で約30％、医療法人で約10％といったところでしょうか。

　業績を考えるとき、売上には意識がいきますが、経費に対しての意識が低い傾向があります。結果的に売上が増えても利益が減っている、つまり、生産性が低下しているという現象が起きてしまうのです。

患者満足度向上のためのサービスデザイン　　117

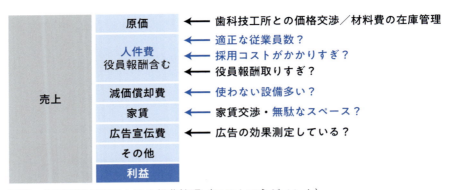

図❷　歯科医院経営における経費管理（コストマネジメント）

　歯科医院経営における経費管理（コストマネジメント）は図2を参照ください。

2．顧客満足（CS）と顧客ロイヤルティ

　次に顧客満足（CS）について見ていきましょう。**売上＝顧客数×単価**というモデル式と、**サービスの価値＝得られる結果×提供プロセス／入手コスト×価格**のモデル式を活用して、顧客満足により顧客数と単価を増やすという循環を作っていきます。

　ここで、顧客満足（CS）の概念に近い顧客ロイヤルティについて紹介します。ロイヤルティは忠誠心と訳され、ロイヤルティが高いというのは忠誠心が高いといえます。

　顧客ロイヤルティが高い状態には、以下の3つの効果があります。

1）リピートしてくれる

　リピートしてくれるとは、歯科医院でいうと定期メインテナンスに来院し続けてくれる、何らかの理由で中断したとしてもまた再初診で自分の医院を選択してくれます。このことによりメインテナンス患者数がストックされていき、新規顧客に依存しなくても安定的な売上を確保することが可能になります。

2）競合医院にスイッチしない

　競合医院にスイッチしないことで、多少の不満体験があっても簡単に歯科医院を変えずに、ときにはしっかりクレームを伝えてくれて通い続けてもらえます。また、多少予約がとりにくくなったり、自由診療の価格が上がったりしても（入手コストと価格が上がっても）、通い続けてくれます。

3）紹介・口コミしてくれる

　紹介・口コミしてくれることで、広告宣伝費をかけなくても満足した患者さんが営業マンとなって宣伝してくれ、すでに好意的な印象をもってくれている新規患者さんを連れてきてくれます。顧客ロイヤルティが高まることで、売上への影

第3章　医院運営の手段と仕組みを理解し、実行力を身につける

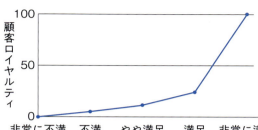

図❸　顧客満足と顧客ロイヤルティの関係

響にとどまらず、広告宣伝費や予防型医院によって人件費といった経費削減効果が生まれていることがわかると思います。

ここで、顧客満足度と顧客ロイヤルティの関係についてみていきましょう（**図3**）。顧客満足度を、非常に不満、不満、やや満足、満足、非常に満足という5段階で分類した場合に、顧客ロイヤルティは単純な線形にはならず、「満足」と「非常に満足」との間で大きく上昇しています。顧客満足度の「満足」と「非常に満足」との間で、顧客ロイヤルティは6倍の差があるといわれています。この相関関係から重要な示唆が得られます。

私たちは、クレームを受けることに過度に反応しすぎてはいないでしょうか。クレーム対策も重要ではありますが、「非常に不満」を「不満」へ、または「不満」をやや「満足」にシフトさせることのエネルギーや経営資源を、もっと「満足」を「非常に満足」に変える活動に配分すべきではないでしょうか。ロイヤルティが高い患者さんが医院に高い収益をもたらしてくれています。その収益を不満をもちやすい患者さんにではなく、満足してくれている患者さんに再投資をしてさらにファンになってもらいましょう。これをロイヤルティの好循環といいます。

3．スタッフ満足（ES）とスタッフエンゲージメント

スタッフ満足を高めるというテーマは、医療サービス産業においてますます重要かつ難度の高い経営課題になっています。ただ、考え方としては顧客満足（CS）と同じです。顧客ロイヤルティという概念がありましたが、スタッフの場合は、スタッフエンゲージメントになります。エンゲージメントとは、「契約」「約束」「誓約」などを意味する言葉です。ビジネスではおもにスタッフの組織に対する「愛着」や「思い入れ」などの意味で使用されます。

スタッフエンゲージメントとは、スタッフが組織の向かっている方向性（企業理念）に共感し、業績向上のために、自発的に「組織に貢献したい」と思う意欲のことを指します。一言で表すなら、「スタッフの企業に対する信頼の度合い」や「スタッフと組織との繋がりの強さ」といえます。

患者満足度向上のためのサービスデザイン

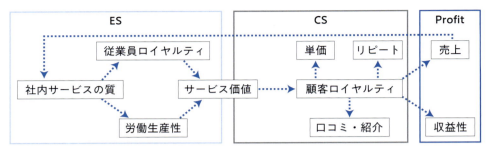

図❹　サービスプロフィットチェーンのモデル図

スタッフエンゲージメントが高いと、次のようなよいことが期待できます。

1）業績の向上

スタッフが自社のミッションやビジョンに共感し、強い貢献意欲を示すことで、組織の業績向上に繋がります。また、スタッフが自主的に業務の改善や効率化に取り組むことで生産性が向上し、質の高いサービスや商品が生まれやすくなります。

2）離職率の低下

スタッフが仕事に対する思い入れが強く、組織に愛着をもっているため、離職を考える可能性が低くなります。また、周囲のスタッフをロールモデルとして好影響を与えることで、組織全体の離職率低下にも繋がるでしょう。離職率の低さは求職者への大きなアピールポイントにもなり、採用難のなかでも人材を確保しやすくなる可能性があります。

3）組織の活性化

スタッフが組織と信頼関係で結ばれている状態であるため、組織が活性化します。また、スタッフが自分の行動が業績向上や組織の成長に繋がっていると感じることで、自発的に行動する意欲が高まります。

このようにスタッフエンゲージメントを高めることは、サービスプロフィットチェーンの好循環を回すうえで起点になるということです。つまり、患者さんに好まれる歯科医院であるためには、スタッフに好まれる組織とならなければいけないということです。

サービスプロフィットチェーンのモデル図を図4に示します。とくに失敗のサイクルに陥っている歯科医院は、そこから成功のサイクルに転換するには、それ相応の時間と投資をする覚悟が必要になります。具体的には、一定の離職率があり、人件費の高騰はあっても、教育投資し続けるということです。

もう一つ大事なポイントは、スタッフ満足（ES）を過度にやり過ぎないということです。サービスの価値の向上とやりがいと働きやすさが相関するのかどう

表❷　動機づけ・衛生理論（ハーズバーグ）

衛生要因	動機づけ要因
・給与 ・労働条件 ・責任 ・昇進	・達成 ・承認 ・仕事そのもの ・対人関係 ・上司のマネジメント ・経営方針

かを見極めて経営資源を投資しましょう。

 ハーズバーグの動機づけ・衛生理論（表2）

　ここで動機づけ要因に分類されるテーマは、高まればやりがいやモチベーション向上に繋がるので、投資すべき項目になります。逆に衛生要因に分類されるテーマは、一定レベルにないと不満には繋がるものの高い満足には繋がりませんし、短期的な効果しかないといわれています。つまり、衛生要因に関しては業界標準よりも少しよい状態を維持することが大切になると思います。

　もう1つ大切な要素は、労働生産性を向上させる領域への投資です。サービスの特徴の項目でも触れましたが、歯科は基本的に労働集約型といわれる人に依存する業態であり、そのなかでもとくに医療専門職といった専門性の高い（国家資格が必要）人に依存していることが難易度の高い経営課題になります。だからこそ、特定の人に依存しなくてもよい領域をできるだけ減らしていく必要があります。

　1つは、デジタルトランスフォーメーション（DX）です。テクノロジーの進化によって、いままでは人がやっていた業務をデジタル/AIに任せられるようになり、生産性の向上を図れます。具体的には、受付の予約や会計業務のデジタル化、サブカルテの電子化、CTやIOSを使って医療情報をデジタル化することで診断や患者説明や歯科技工などの業務効率を高めるなどです。

　もう1つは、標準化です。特定の人物しかできない業務をマニュアル化することで、新人でも少ない教育で同じ品質の業務ができるようになり、生産性が向上します。結果として、スタッフも業務がやりやすくなり、協力し合う組織風土に繋がることで、スタッフ満足度が向上していきます。

【参考文献】
1）厚生労働省ホームページ：コラム2-2-①図　産業別の労働生産性の推移. https://www.mhlw.go.jp/stf/wp/hakusyo/roudou/21/backdata/column02-02-01.html（2024年11月26日最終アクセス）

園延昌志（東京都・Well-being Dental Clinic）

Q1 予約管理をするうえで、平日午前中など、予約が埋まらない時間帯があったり、夕方以降や土曜日などに予約が集中してしまう問題があります。どのような工夫ができるでしょうか？

A1

需要と供給のバランスを管理するイールドマネジメントという概念があります。

イールドマネジメントは、ホテルや航空会社などが採用する販売戦略で、需要と供給の状況に応じて価格を柔軟に調整し、収益を最大化することを目指す手法です。

ホテルでは土日祝日や繁忙期などは宿泊費が高いですよね。だからこそ、可能な人は、そこを避けて安い時期に利用しようというインセンティブが働くわけです。

歯科医院においても同じ考え方で、一部の患者さんが平日午前中を選びたくなるような施策を考えるということです。場合によっては、土日などの入手コストを高めるという方法もあります。

▼歯科医院におけるイールドマネジメントの例

需要の変動	平準化	供給の管理
季節変動	・キャンペーン	・繁忙期にバイト雇用
平日・土日	・ターゲットを分ける（矯正） ・提案型予約	・シフトによる調整 ・パートタイムによる調整
午前・午後	・重要な治療は午前 ・優良顧客を先に入れる	・午後に小児、午前に訪問 ・午前にミーティング
術者要因	・教育により標準化 ・ベストプラクティス共有	・シフトによる調整 ・外部資源の活用／ITで補完

第3章　医院運営の手段と仕組みを理解し、実行力を身につける

Q2
最近、無理難題を言うモンスターペイシェント（クレーム気質な患者）に悩まされる頻度が増えてきたように感じます。自分の医院にマッチしたいわゆる優良患者さんを増やしていくには、どうすればよいでしょうか？

A2
自分の医院に合わない患者さんを来院させない施策と、逆に自分の医院に合う患者さんに来院してもらう施策の２つが大切です。この経営課題は、マーケティングの領域になります。

まずは、自分の医院のコンセプトを明確にして、それを新規の患者さんまたは潜在患者さんに伝える工夫をします。別の言い方をすると、誰の、どんな悩みを解決する歯科医院なのかを言語化して、見える化をするということです。具体的には、ホームページのメッセージ、待合室の掲示板またはデジタルサイネージの他、初診カウンセリングでも伝えます。

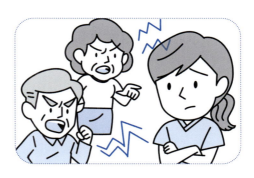

とくに、「こういった希望には応えられません」ということを明確に伝えましょう。たとえば、無断キャンセルを繰り返す方や初期治療の重要性を理解できない方などです。

Q3
スタッフエンゲージメントを高める以前に、採用ができないでいます。スタッフエンゲージメントに繋がるような採用方法など、何かよい打ち手はありますか？

A3
既存のスタッフエンゲージメントが低い状態で採用しても、短期的に離職してしまう確率が高いです。採用の前に受け入れ体制が整っているかが重要になります。自家歯牙移植でも、移植する前にその部位が清潔であり、血流が十分にないと、うまくいきませんよね。

忙しくて早く採用しないと業務が回らないのであれば、質の低い採用活動をするのではなく、患者数を一時的に減少させて、既存スタッフが安心・安全に働ける環境を整備することを選択するのです。そして、その選択を既存スタッフに伝え、協力を依頼します。そうすれば既存スタッフのエンゲージメントが向上していき、採用しても受け入れ体制ができている状態になります。

患者満足度向上のためのサービスデザイン

第3章　医院運営の手段と仕組みを理解し、実行力を身につける

5．カスタマージャーニー
患者視点での体験デザイン

渡部平馬（新潟県・大通り歯科）

　近年、歯科医院をとり巻く環境は大きく変化し、患者のニーズや感情は以前よりも速く、かつ多様化しています。単に治療技術や設備の充実だけでは、クリニックの差別化が難しくなっています。そこで、患者がクリニックを選び、継続的に通いたくなるためには、治療そのものだけでなく、患者がクリニックで感じるすべての体験を最適化することが重要です。こうした背景から、カスタマージャーニーという手法が、歯科医院経営においても注目されるようになっています。

　このアプローチでは、来院前の情報収集から治療後のフォローアップまで、患者の行動や感情の変化を細かく分析し、全体的なプロセスを改善することで、患者の期待に応え、信頼関係を強化することが可能です。

 カスタマージャーニーとは？

1．従来のマーケティングとの比較
1）従来のマーケティング（図1）

　従来のマーケティングは、セグメンテーション（市場の分類）、ターゲティング（重点顧客の選定）、ポジショニング（差別化戦略）の3つ（STP）を軸に展開されてきました。市場を年代や趣味、ライフスタイルで分類し（セグメンテーション）、そのなかから影響力の大きい層に焦点を当て（ターゲティング）、自社の強みを打ち出して競合との差別化を図る（ポジショニング）という手法です。このように、企業は独自の価値を顧客に伝えるための戦略を長年活用してきました。

　これを私たち歯科業界で考えると、たとえば高齢者向けの欠損補綴治療に注力する医院であれば、地域の人口動態を調査し（セグメンテーション）、入れ歯やインプラント治療を求める高齢者層に焦点を当てます（ターゲティング）。さらに、「りんごも丸かじりできる入れ歯」や「最短1日で終わる痛みの少ないインプラント」といったキャッチコピーで差別化を図り（ポジショニング）、他院との差を明確にすることなどが該当します。

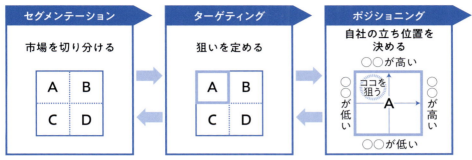

図❶　従来のマーケティング手法（STP）

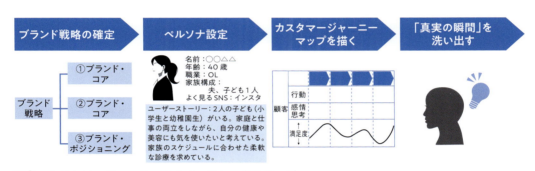

図❷　カスタマージャーニーのイメージと作成ステップ

2）カスタマージャーニー

　従来のマーケティング手法が商品やサービスを中心に展開されていたのに対し、現在では「カスタマージャーニー」という顧客を中心にした考え方が注目されています。カスタマージャーニーとは、顧客が商品やサービスを認知し、購入または利用し、その後のアフターケアに至るまでの一連のプロセスを指し、顧客視点での体験を最適化するための手法です。企業はこの顧客視点での体験を「顧客の旅（カスタマージャーニー）」としてプロセスを細かく分解して分析し、各プロセスにおける顧客との接点での顧客体験を改善することで、信頼関係を構築し、長期的なロイヤルティ（継続的な利用意欲）を育むことを目指しています。

2．カスタマージャーニーマップの作成ステップ（図2）

　カスタマージャーニーマップは、顧客がブランドやサービスとどのようにかかわり、どんな体験をするかを視覚化するツールです。これにより、各段階での改善点を明確にし、顧客体験を向上させることができます。カスタマージャーニーマップは、以下の4つのステップで作成します。

ステップ1：ブランド戦略を決める
　まず、自社の価値と競合との差別化を明確にし、顧客にどのような体験を提供するかを定めます。これがカスタマージャーニーマップの基盤となります。

ステップ2：ペルソナを設定する
　次に、ターゲット顧客像である「ペルソナ」を設定します。年齢や職業など、具体的な背景を持つ顧客を想定することで、提供すべき体験が見えてきます。

ステップ3：カスタマージャーニーマップを描く
　ペルソナがブランドと接触し、購入・利用に至るまでの流れを整理します。各接点で顧客がどのように感じるかを視覚化し、真実の瞬間を洗い出します。

ステップ4：施策を検討する
　顧客がとくに印象に残る重要な瞬間（真実の瞬間）に対して、有効な施策をうちます。

カスタマージャーニーを作成してみよう

　さて、各ステップについて、以下に歯科での事例も含めて解説していきます。

ステップ1：ブランド戦略を決める
　カスタマージャーニーマップを作成するための第一歩は、ブランド戦略を決めることです。ブランド戦略には以下の3つの重要な要素があり、これらをしっかりと定義することで、顧客に強力なブランドイメージを与えることができます。

1）ブランド・コア
　ブランド・コアは、企業の価値の中核を表し、「信頼」「革新」「品質」などで構成されます。歯科医院の場合、「安心」「信頼」「最新技術」がその中心となり、治療やサービスを通じて患者に安心感と信頼感を与えることが重要となります。

2）ブランド・パーソナリティ
　ブランド・パーソナリティは、ブランドを人に例えたときの性格やイメージを表します。顧客に与える印象が、ブランドとの長期的な関係構築に重要です。歯科医院では、「親しみやすさ」「プロフェッショナルさ」「やさしさ」がこれにあたり、患者に安心感と信頼感を与えます。

3）ブランド・ポジショニング
　ブランド・ポジショニングは、競合と差別化するための位置づけを示し、顧客が他社との違いや強みを感じることが重要です。歯科医院の場合、「最新技術を駆使した無痛治療」や「家族全員が通える地域密着型クリニック」といった要素がこれにあたります。これにより、「ここに通いたい」と思わせる魅力をもつこ

とが可能です。

　３つの要素を設定することで、一貫したブランドイメージを伝え、信頼感やロイヤルティを築く基盤が整います。

ステップ2：ペルソナを設定する

　ペルソナとは、企業が提供するサービスや商品を利用する典型的な顧客像を具体的に表したものです。ペルソナを設定することで、ターゲットとなる顧客層の特徴を理解し、彼らのニーズや課題に応じた適切なコミュニケーションやサービス提供が可能になります。以下の要素に基づいてペルソナを設定することが一般的です。

1）プロフィール情報

　ペルソナは、名前や年齢、性別、居住地、職業、家族構成といったプロフィール情報を基に作成されます。これにより、どのような背景を持つ顧客をターゲットにしているのかが明確になります。歯科医院の場合「40代の女性で、専業主婦として小学生の子どもが2人いる」というペルソナを設定すると、本人だけでなく家族の口腔の健康にも関心をもち、子どもの定期検診や予防治療を重視していることが考えられます。

2）嗜好を表す情報

　次に、そのペルソナがどのような嗜好をもっているのかを考えます。たとえば、どのような情報源をよく使うか、どのような商品やサービスに関心を示しているかを調べます。ペルソナの嗜好を理解することで、彼らにとって魅力的なメッセージをどう伝えるか、どのチャネルを使うかが明確になります。歯科医院の場合であれば、健康に関心が高く、予防医療や健康情報のウェブサイトを定期的にチェックしているペルソナであれば、予防歯科の重要性を強調したコンテンツや、クリニックのウェブサイトでの健康コラムが響く可能性があります。

3）行動パターン

　さらに、ペルソナがどのような行動パターンを持っているのかを把握することも重要です。平日や休日にどのような活動をしているのか、どの時間帯に情報を求めたりサービスを利用するのかを理解することで、適切なタイミングでのアプローチが可能になります。歯科医院の場合「平日は仕事や育児で忙しく、週末に家族と一緒にクリニックを訪れたい」というペルソナであれば、週末に、家族全員で通えるような体制を整えることが効果的です。

ステップ3：カスタマージャーニーマップを描く

　カスタマージャーニーマップは、顧客が商品やサービスに接触する前から、利

用後のフォローアップまでの一連の行動を整理し、どのような感情や思考を経て最終的な満足度に繋がるかを視覚化するツールです。このマップを描くことで、顧客の体験全体を理解し、改善すべきポイントを特定することができます。以下のプロセスに沿って、カスタマージャーニーマップを作成します。

1）流れに沿ったアクションの整理

まず、顧客がサービスや商品に接触する一連の行動（アクション）を整理します。これには、ウェブサイトの閲覧、問い合わせ、購入、使用、アフターサービスの利用などをリストアップし、時系列に並べます。これにより、顧客がどのようにサービスにかかわるか、その全体的な流れが明確になります。

2）アクション発生の接点を定義

次に、各アクションが発生する具体的な接点（タッチポイント）を定義します。これには、顧客がウェブサイトを閲覧する際のインターフェース、購入時の店舗対応やオンライン購入フロー、商品受け取り後のサポート体験などが含まれます。各接点ごとに、顧客がどのような行動を取り、どのような体験をすることでどのように感情や思考が変化したのかを整理します。

3）「真実の瞬間」を洗い出す

全体の流れのなかで、とくに重要なアクションを特定します。これらは顧客の満足度に大きく影響を与えるポイントであり、これを「真実の瞬間（MoT：Moment of Truth）と呼びます。このポイントを特定することで、改善が必要な箇所や強化すべき箇所を見極めることができます。たとえば、購入時のスムーズさ、カスタマーサポートの対応、商品の品質や使用感などが考えられます。

図3は歯科医院に来院される一般的な患者のカスタマージャーニーマップを作成したものです。流れに沿ったアクションにおいて、患者がとるアクションとのタッチポイント（行動）の際に、患者の感情や思考がどう動いたか（感情・思考）を想像し、その際の満足度がどのように変化したかを推察することで、どのポイントが満足度を高める上でキーとなるアクションであるかを見極めます。

ステップ４：施策を検討する

カスタマージャーニーマップ作成のプロセスを経たことで、顧客の感情・思考が大きく変化する真実の瞬間を特定することができます。このポイントにしぼって有効な施策を効率的に打つことができます。図3に示した歯科医院の事例でいえば、受付対応の善し悪しで患者の感情は大きく変化したことがわかり、受付での接遇を強化するための研修を行うことなどが有効な施策と考えられます。

第3章　医院運営の手段と仕組みを理解し、実行力を身につける

		調査	予約	受付	診察	会計
患者	行動	ウェブで歯科医院の情報を集める	オンラインシステムで予約をとる	予約の旨を伝え、診察までの手続きを行う	診察・治療を受ける	会計を行い、次回の予約する
	感情思考	自分の希望あったクリニックが見つかった！	オンラインのシステムがわかりにくくてイライラ	受付スタッフの対応が優しくて安心する	昔と比べて説明が丁寧で来てよかったと安心する	次回の予約と自分の都合が合わずに予約がとれない
	↑満足度↓			真実の瞬間		

図❸　歯科医院における一般的な患者のカスタマージャーニーマップの作成例

 カスタマージャーニーマップの実用例

　ではここから、カスタマージャーニーの手法を用いて、具体的なマーケティング戦略を考えていきましょう。ここでは、これまで矯正治療を提供していなかった一般歯科医院が、マウスピース矯正を自院で導入することを検討していると仮定して進めていきます。
　まず、カスタマージャーニーの手法を活用し、患者がどのような流れで医院と接触し、どのタイミングでどのような課題や期待を抱くかを可視化し、その分析に基づいて適切なマーケティング施策を検討します。
　以下に、カスタマージャーニー分析のステップを示します。
ステップ1：ブランド戦略の確認
　マウスピース矯正を提供する歯科医院として、自院のブランド戦略を明確にします。以下の要素を確認して、患者にどのような価値を提供したいかを考えます。
ブランド・コア：「目立たない矯正で、快適に美しい笑顔をサポート」
ブランド・パーソナリティ：「いつでも相談しやすく、信頼して任せられるクリニック」
ブランド・ポジショニング：「地域で最も安心して受けられる最新のマウスピース矯正治療」
ステップ2：ペルソナの設定
　図4はマウスピース矯正を検討しているペルソナの設定例です。このように、名前や写真など、具体的人物をイメージし、その人物の感情を想像しやすくすることが重要です。

患者視点での体験デザイン　129

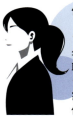

佐藤 さやか

プロフィール
年齢：35歳
職業：パートタイム勤務の主婦
ライフスタイル：2人の子ども（小学生と幼稚園生）がいる。家庭と仕事の両立をしながら、自分の健康や美容にも気を使いたいと考えている。

嗜好を表す情報
子どもを連れても安心して通えること。費用や治療期間を重視。口コミやママ友の意見も参考にする。

行動パターン
平日は仕事や育児で毎日忙しい。1日ある平日休みの午前中は自分のために投資できる時間。週末は夫が休みのため、家族みんなで過ごすことが多い。

マウスピース矯正を意識したきっかけ
子どもが通っている歯科医院で歯ならびのことを指摘された際に、自身の歯ならびも気になり、SNSでマウスピースであれば気軽に始められるのではないかと感じた。

図❹　マウスピース矯正を検討しているペルソナの設定例

ステップ3：カスタマージャーニーマップ

　図5に設定したペルソナの想定される行動を整理し（情報収集、予約、来院、カウンセリング、治療、フォローアップの順）、それぞれのアクション発生の接点（タッチポイント）において、どのように感情や思考が変化するのかを記載しました。
　この感情の変化が最も大きく変化したポイント（来院、カウンセリング）を真実の瞬間とし、ここにクリニックとしての施策を検討していきます。

ステップ4：施策を検討する

1）キッズスペースや保育サービスの設置
　子ども連れの患者でも安心して来院できるように、キッズスペースや保育サービスを充実させる。これにより、子育て中の母親も安心して治療に専念できる環境を提供する。

2）カウンセリング時の安心感を強化
　初回カウンセリングで、治療の詳細な流れや費用について丁寧に説明し、治療期間中にどのようなサポートがあるかを明確にする。患者が納得して治療を始め

		情報収集	予約	来院カウンセリング	治療	フォローアップ
患者	行動	ママ友や地域の口コミ、SNSで矯正治療に関する情報を収集。クリニックの評判や、子ども連れでも通いやすいかを調べる	クリニックのウェブサイトでマウスピース矯正の情報を確認し、オンライン予約システムを利用して予約する	子どもを連れて初回カウンセリングに来院し、矯正治療の費用や治療期間について説明を受ける	マウスピースののチェックと使い方の指導を受ける	次回の予約リマインダーや自宅でのトラブル発生時のオンライン対応
	感情思考	子どもがいても通いやすいクリニックを見つけた	初診のオンライン予約は入力が多く、これであっているのか不安	綺麗な設備と丁寧な説明で安心。マウスピース矯正なら通う回数も少ないからできそう！	治療後の痛みも少なく、だんだんと歯並びがよくなっていくイメージが持てて嬉しい	マウスピースをつけ忘れてしまった日があり不安だったけど、SNSで相談できて安心
	満足度			真実の瞬間		

図❺　マウスピース矯正を検討しているペルソナのカスタマージャーニーマップの例

られるように、ビジュアル資料や3Dシミュレーションを活用する。

●

　カスタマージャーニーの手法を歯科医院経営にとり入れることは、現代の多様化し、変化の早い患者ニーズに応えるためにとても有用です。本稿では、従来のマーケティング手法と比較しながら、カスタマージャーニーを用いた歯科医院でのマーケティング方法を解説しました。

　従来の商品やサービスを中心にしたマーケティングと比較し、カスタマージャーニーは患者の行動や感情に焦点を当て、全体の体験プロセスを最適化することを目指します。具体的なマーケティング戦略を立てる際には、自院のブランド戦略に合わせたペルソナやカスタマージャーニーマップを作成し、患者の気持ちをより具体的に想像していくことが大切です。

　患者から信頼される歯科医院となり、先生方が提供したい歯科医療を届けるためにも、ぜひカスタマージャーニーを活用してみてください。

Q&A

渡部平馬（新潟県・大通り歯科）

Q1 明確でわかりやすいウリ（差別化ポイント）のない、あるいはみつけられていない歯科医院のブランド戦略はどうしたらよいですか？

A1 差別化ポイントがみつけられない場合、従来のマーケティング方法と重なる部分もありますが、次のステップで解決策を検討すると効果的です。

1．地域分析と競合調査

自院が立地する地域の患者ニーズを調査し、競合医院の提供するサービスとの違いを把握します。こうした地域特性を反映させた強みをみつけることで、差別化の基盤が作れます。

2．自院の強みを再定義

差別化は、技術的な優位性だけでなく、患者とのコミュニケーションや院内の雰囲気、ホスピタリティなどの「体験」も強みになります。たとえば、対話を重視した予約時間の設計や、スタッフの親しみやすさも差別化要因として有効です。

3．ターゲット層の絞り込み

すべての患者層に対応するのではな

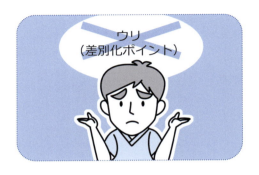

く、特定のターゲット層に焦点を当て、そのニーズに合ったメッセージを発信します。これによりミスマッチを防ぎ、適合する患者との信頼関係が強化されます。

4．ブランド戦略の再構築

自院の強みを明確にしたうえで、地域の特定層にアプローチできるブランド戦略を再構築します。これにより、地域で他院と差別化したブランディングを確立できます。

Q2 自分たちのブランド戦略に適さない患者さんの場合には、どのような対応をとるべきでしょうか？

A2 自院のブランド戦略に適さない患者への対応について、次のステップで検討することが効果的です。

1．ブランドの明確化と事前情報の提供

まず、自院のブランドや提供する価値を明確にし、ウェブサイトや初診時の説明でしっかり伝えることで、患者とのミスマッチを事前に防ぐことができます。患者の期待と実際のサービスにギャップが生じるとトラブルの原因となるため、この点を明確にすることが重要です。

2．カスタマージャーニーマップの初期段階での対処

治療が進んでからの対応は、医院と患者の双方に大きな負担を伴います。カスタマージャーニーマップの初期段階で、自院が提供できる価値を明確に伝え、患者自身に判断してもらうことでミスマッチを回避することが効果的です。

3．適さない患者への案内対応

自院のブランド戦略に合わないと判断される患者には、無理に対応するのでは

第3章　医院運営の手段と仕組みを理解し、実行力を身につける

なく、他院を紹介するなどの案内対応を行います。これにより、患者が満足できる選択肢を提供しながら、自院のブランド価値を守ります。

4．柔軟な対応の検討

場合によっては、一部の患者に対して特別な対応を柔軟に導入することも検討します。ただし、これは自院の戦略に大きな影響を与えない範囲で行い、無理のない範囲に留めます。戦略に反する対応を続けると、スタッフの混乱やトラブルが発生しやすくなるため、十分な注意が必要です。

このように、自院のブランド戦略に適さない患者への対応も、自院の方針に沿って判断することが必要です。限られたリソースを適切に振り分けるためにも、ブランドに合う患者に十分なリソースを投じることが大切です。

Q3　ペルソナ設定するのは１人だけですか？　ペルソナにだけ刺さるようなサービスだと、それ以外の患者から不満が出ませんか？

A3　ペルソナの設定は、１人に限定する必要はありません。むしろ、来院する患者のおもな特徴やニーズに応じて複数人のペルソナを設定し、それぞれに合わせたサービスを提供することで、歯科医院全体の満足度を向上できます。ペルソナは特定の患者層を具体的にイメージしやすくするためのツールです。実際の治療時には、そのペルソナに近い患者全体が対象となるため、特化しすぎることはありません。

1．複数のペルソナ設定と患者への対応

ペルソナは、歯科医院に来院するおもな患者層ごとに設定できます。これにより、さまざまな層の患者が抱えるニーズを具体的に把握し、それぞれに最適な施策を検討できます。

たとえば「Aさん、35歳、２児の子育て中の母親」と「Bさん、41歳、中小企業で経理職」という２人のペルソナを設定した場合、Aさんにはお子さんを預かれるキッズスペースや、短時間で終了する診療が重視される一方、Bさんには仕事の合間や就業後に通いやすい、効率的な治療計画が求められるでしょう。複数のペルソナを設定することで、異なる患者層に合わせた具体的なサービスの改善ポイントがみつけやすくなり、全体として、高い顧客満足度を達成できます。

2．ペルソナとターゲット層の関係

ペルソナは、ターゲット層を代表する具体的な例です。「Aさん、35歳、２児の子育て中の母親」というペルソナを設定した場合、このペルソナに共感する同年代の母親や、同じように子育てをしながら通いやすい歯科医院を探している患者層全体がターゲットとなります。

実際にサービスを検討する際には、ペルソナを含むターゲット層にアンケートを実施したり、インタビューをしたりするなどしてサービスをカスタマイズしていくことで、顧客ロイヤルティを高められます。あえて特定の１人をペルソナとして設定することで、サービスが具体的に設計できるようになります。

来院する患者層に合わせ、１人、あるいは複数のペルソナをうまく使い分けましょう。

患者視点での体験デザイン　　133

DENTAL DIAMOND NEW BOOK

めざせ増患！ 脱・俺様院長！ 自立型スタッフ育成プロジェクト

"自立型スタッフ"こそ安定したクリニック経営の要！

[監著] 森 昭　医療法人社団光養会 理事長 歯科医師
[著] 吉岡沙樹　株式会社compath. 代表 歯科衛生士

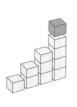

「このスタッフと10年後も一緒に働きたい」
"俺様院長"を卒業し「働き方改革」「デジタル化」をスタッフ主導で実現した院長と、そのスタッフによる指南書。
指示待ちスタッフばかりのクリニックや、トップダウンの経営を脱却したい歯科医院へ。実話に基づくメッセージ。

毎日多くの患者さんが訪れ、スタッフは優秀で、経営も順調。そんな理想のクリニックをつくり、全国の院長から注目を集めている森歯科クリニック。本書では、成功のカギとなった自立型スタッフの育成やメインテナンス中心医院システムの構築方法などについて詳細に紹介しています。しかも、前半は経営者である院長目線、後半は現場で働くスタッフ目線でそれぞれ本音を語っているのが画期的。"指示待ちスタッフが生まれる理由"、"働き方改革の成功の秘訣"、"任されてこそ育つ自立型スタッフ"など、明日からすぐに役立つクリニック経営術満載の実践的な指南書です。

《A5判・188頁　本体5,400円＋税》

詳しい情報はこちら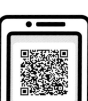

CONTENTS

- **第1章**　なぜ、今、スタッフ自立型歯科医院が必要なのか
  - スタッフ自立型歯科医院とは
- **第2章**　STEP① 院長の自己改革・医院改革
  - 〝脱・俺様〟の覚悟はあるか？
- **第3章**　STEP② 働き方改革：院長の対応
  - 働き方改革への対応
- **第4章**　STEP③ 働き方改革：サポートスタッフの本音と葛藤
  - 女性スタッフプロジェクトが成功した本当の理由
  - 柔軟な人事こそ組織を育てる
  - フリーランス歯科衛生士への道
- **第5章**　STEP④ メインテナンス中心医院システムの構築
  - スタッフ主導でメインテナンス増患1000人／月プロジェクト
  - メインテナンス患者教育システムで目指せ、増患！
- **第6章**　STEP⑤ デジタル化含め、常に変化する組織へ
  - デジタル化ができれば1歩前進
  - 「今」を捉え変化できる組織へ

ゼネラルデンタルカタログ　WEB版
GENERAL DENTAL CATALOG

掲載製品 **3,500**点以上
無料 会員登録はこちら
https://dentalcatalog.jp/temp/door/

歯科製品情報、講演会・セミナー、業界情報もまとめてチェック！

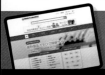

株式会社 デンタルダイヤモンド社
〒113-0033 東京都文京区本郷2-27-17 ICNビル3階
TEL. 03-6801-5810(代) / FAX. 03-6801-5009

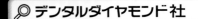

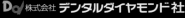

第4章

ケーススタディ

第4章 ケーススタディ

成功・失敗事例から学ぶ実践的経営
1. 目指せ！「みんながしあわせになる診療所」

新見隆行（群馬県・明治歯科診療所）

 失敗事例：過剰投資による経営危機

　歯科医院の経営は、技術の進歩や患者ニーズの多様化に伴い、ますます競争が激化しています。このような環境下で、経営者はつねに戦略的な判断を求められます。しかし、時に過剰投資が引き起こす経営危機に直面することもあります。

　本項では、筆者の経験をもとに、過剰投資による経営危機の具体的なエピソードとその経営学的な解説を交えながら、過去の失敗から学んだ教訓を共有します。

1. 過剰投資とキャッシュフローの悪化

　歯科医院の経営は順調で、患者数も増え、スタッフも恵まれた日々が続いていました。このころ、周囲から「勝ち組」と呼ばれ、経営者としての自信が高まっていました。

　開業して5年が経過した2013年、手狭になってきた医院の規模拡大を計画しました。「流れが来ている」との曖昧な理由で、医院の増築を計画したのです。建築会社から見積もりを取ったところ、すべての業者から提示された金額は予算のほぼ2倍に達しました。その原因は、北京オリンピックによる世界的な資材の高騰でした。設計にもそれなりの費用をかけ、後に引けなくなっていました。そこで見積り額が最も安価な業者と交渉し、設計変更でコストを下げ、何とか当初の予算の2割増しの金額で建築を進めることになりました。そして、設備投資や新規採用を進めて、医院の規模は当初の3倍ほどになりました。しかし、医院は大きくなっても患者数はすぐには倍になりません。結局、当院の収入は横ばいのまま、経費だけが増え、キャッシュフローは急速に悪化し、自転車操業に陥りました。

　「金のゆとりは心のゆとり」という言葉があります。この苦しいお財布事情は大きなプレッシャーをもたらしました。経営者としての重圧が増すなか、筆者はつねに資金繰りに追われ、経営がますます困難になっていったのです。

経営解説：歯科医院の設備投資の判断ポイント

　歯科医院の設備投資に関しては、以下のポイントが重要です。

1）投資の目的を明確にする

患者サービス向上やスタッフの負担軽減など、投資の目的を明確にします。

2）費用対効果を確認する

投資に対してどの程度の利益や効果が出るかを計算します。具体的には、投資の効果が長期間続くのか、累積効果があるのかなどです。

3）資金の準備方法

自己資金、融資、リースの選択肢を考慮します。また、実際に投資を行っても思いどおりに進まないこともあるので、リスクを見込んでゆとりをもたせ、身の丈に合った資金の準備が必要です。

これらをもとに、医院の成長やサービス向上に繋がる投資かどうかを判断します。筆者の場合、投資の目的は明確であったものの、それ以外のポイントの確認が不十分だったといえます。

2．理念の喪失と経営の迷走

当院の経営理念は、「みんながしあわせになる診療所」です。しかし、増築後は診療や資金繰りに追われ、心と時間にゆとりが失われ、理念に基づいた経営判断ができなくなっていきました。その結果、目標や方向性を見失い、「毎日を何とか乗り切るだけの診療所」へと成り下がってしまいました。

経営を改善しようと、テクニック寄りの経営書籍を読み漁り、あれこれやってはみるものの、一貫性のない対策が目立つばかりで、スタッフからは「院長が何をしたいのかわからない」との声が上がるようになりました。医院の雰囲気は変わり、笑顔や会話が減り、組織全体が冷え込んでいくのを感じました。私たちは完全に負のスパイラルに陥り、経営の迷子になってしまったのです。

経営解説：資金繰りが悪化した際の近視眼的判断

資金繰りが悪化した場合、経営者は短期的な判断に偏りがちです。もし、資金や精神的にゆとりがなくなってきたときは、以下のポイントに要注意です。

1）支払いや資金繰りのプレッシャー

支払いのための資金繰りに意識がとられると、他の業務が疎かになってしまい、長期的な計画や設備投資を考える精神的余裕がなくなります。時間や精神的なゆとりが欠如すると、判断基準が曖昧になり、短期的な利益を優先するなど場当たり的な対応が増えてしまいます。

2）経費削減を急ぎすぎてしまう

資金を確保するために、経費を削減する必要がありますが、過度の経費削減は、サービスの質の低下や業務への支障、組織のモチベーションの低下に繋がる危険

性があります。

3）成長のチャンスを逃す

　資金不足によって新しい治療法や機器への投資ができず、患者へのサービス向上や医院が成長する機会を逃してしまうことがあります。

　このような近視眼的な判断を避けるためには、資金繰りを安定させ、明確な判断基準の下、冷静に長期的な視点をもって経営することが重要です。

3．赤字転落と経営者の自信喪失

　過剰投資による経営の迷走が続くなか、医院はついに赤字に転落してしました。キャッシュフローはますます悪化し、収支のバランスがとれなくなっていったのです。銀行からは毎月の業績やその原因について説明を求められ、次にどうするかの計画を示すよう強く迫られる日々が続きました。この出来事で、筆者は自分が経営者失格の烙印を押されたように感じました。かつての「勝ち組」は、経営者としてすっかり自信をなくしてしまいしました。

　業績の悪化は目に見える形で組織にも影響を与えました。そんな自信を失った経営者のもとから勤務医たちは相次いで退職し、最大で4名いた常勤歯科医師がついに私1人になってしまいました。

経営解説：業績悪化と院長の組織への影響力の低下

　業績が悪化すると、院長のスタッフや組織に対する影響力が低下します。それには以下のような理由が考えられます。

1）院長に対する信頼の低下

　業績が悪くなると、スタッフは「このままで大丈夫かな？」と不安を感じ、院長への信頼が弱まります。信頼が落ちると、指示に対して協力してもらいにくくなります。さらに、このような状況では、院長が未来のビジョンを示すことが難しくなり、リーダーシップを発揮しにくくなります。その結果、院内の判断基準が曖昧になり、各自がバラバラに動き、組織的な行動がとれなくなります。

2）リソースが少なくなる

　業績悪化で新しい機器を購入したり、スタッフを教育するための資金が減り、医院全体の成長が止まってしまいます。組織の停滞はモチベーションの低下や不満に繋がります。

4．リストラか役員報酬カットか……究極の選択

　経営が極限状態に追い込まれたとき、筆者は人生で最も苦しい決断に直面しました。キャッシュフローが底をつき、業績が悪化するなかで、リストラか自分の報酬を返上するかの選択を迫られたのです。友人や経営者仲間に相談すると、全

員が「リストラすべきだ」という意見でした。

　常勤歯科医師がいなくなり、大きな組織だけが残ったいま、頭ではリストラするのが経営を安定させるための正しい選択だと理解していました。しかし、どうしてもその決断ができない自分がいました。「自分は本当に経営者として適切な判断ができてないのではないか？」という疑念が頭をよぎり、弱い自分を痛感しました。悩みに悩んだ末に、筆者は自分の役員報酬をゼロにする決断を下しました。それでもスタッフにはこれまでと同じ水準のボーナスを支給し、彼らの生活を守ることを選びました。この決断が経営的に正解だったかはわかりませんが、自分の心に正直に従った結果です。

　筆者はこの苦渋の決断について何度も考え、自分と向き合い、そこで徐々に「相手のために……」という自分の価値観を再認識することができました。これが以降の組織の立て直しに繋がっていきます。

 成功事例：危機的組織の立て直しと医院の成長

　経営者にとって、経営危機は大きな試練です。しかし、その試練をどう乗り越えるかが、今後の組織の成長や文化に大きな影響を与えます。ここでは、前段の危機的状況を乗り越えたことを成功事例として捉え、どのように危機を乗り越え、再び成長へと繋げていったのかを解説します。

1．苦渋の決断と一筋の光

　経営危機のなか、筆者は自分の役員報酬をゼロにする決断を下しました。この選択は簡単ではありませんでしたが、医院を守るためには避けられない一歩でした。役員報酬がない期間が3年間続きました。

　この困難な時期、筆者はなぜこの決断を、この感情的な判断を行ったのか、自分自身と向き合うことになりました。そして、自分の感情への気づきが医院に光をもたらすきっかけとなったのです。

2．感情的判断から医院理念の再発見

　経営危機を乗り越えるためには、再度原点に立ち返る必要があります。筆者は苦渋の決断から、自分が無意識に「相手のために」という基準で物事を判断しているということに気づきました。そしてそれが、医院の理念「みんながしあわせになる診療所」の根底にあることを理解したのです。この理念への気づきこそ、医院理念の再発見でした。そして、それを基に判断基準とリーダーシップを取り戻すことが急務でした。スタッフすべてに医院が大事にしている価値観のアンケートを実施し、医院の向かうべき方向性を再確認しました。アンケートの結果、

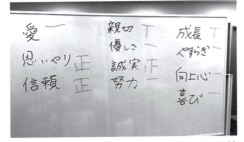

図❶　当時実施したアンケート結果。この結果をもとに医院の価値観を「信頼・誠実・思いやり」に定める

私たちが大事にしている価値観は「信頼・誠実・思いやり」でした（図1）。この気づきは、今後の行動に大きな影響を与えました。

3．スタッフと理念・ビジョンの共有、そして行動

　ある日筆者は朝礼で、スタッフに対して、「いまの医院は、みんながしあわせになる診療所になっていない。みんながしあわせになる診療所に戻すため、考える時間がほしい。私に時間を集めてほしい」とお願いしました。また、この年は数字を追わず、理念に立ち返ることを最優先にすることも話しました。この朝礼で組織は向かうべき方向を再確認し、この日からスタッフの動きが変わりました。筆者の決断も理念との一貫性が戻り、組織は次第に息を吹き返していきました。

論理的判断：会計士の変更と財務改善

　経営改善の一環として、会計士を大手から個人に変更しました。初回の相談では、「人件費や研修費、退職金用の保険が多い」と指摘されました。しかし筆者は、「スタッフの質がサービスに直結するので、人件費や研修費は投資なので削れない」と言いました。保険は解約し、運転資金を確保することにしました。

　会計士から「人件費・研修費が削れないなら、売上を上げるしかない」と言われました。これまでも必死に売上や利益の向上に取り組んでいた筆者に、これ以上具体的な手立てが思い浮かぶはずもなく、最初のうちは途方にくれました。しかし、相談を重ね、経営の数字を理解することで、論理的に改善点を考えられるようになりました。そして医院の数字は少しずつよくなっていきました。

4．スタッフの活躍と小さな成果

　理念や価値観を判断基準に、経営の数字を見ながら医院を立て直していきました。そして、予約のとり方や院内の仕組みの改善が徐々に成果に繋がりはじめました。これらスタッフの努力により、人員減にもかかわらず、前期の売上をわずかに上回ることができました。また、院内でコスト意識を共有し、医院全体で、質を下げない経費削減に取り組みました。たとえば、診療用グローブでは、使用感を損なわずに製品を変更し、それだけで年間50万円以上のコスト削減に成功しました。これらの努力により、ついに医院は黒字転換を果たしました。私たちは、負のスパイラルに陥った医院の逆回転を止めて、正回転に戻すことに成功したのです。

5．スタッフの励ましとリーダーシップの回復

　理念を再発見し、それに基づいて行動することで、医院は驚くべき成長を遂げました。苦しい時期や、気持ちが折れかけたこともありましたが、スタッフからの励ましが大きな支えとなりました。朝礼で話を聞いていないスタッフが気になり、院長の話をやめようかと弱音を吐くと、あるスタッフから「先生の話を聞いているスタッフがほとんどですから、その人たちのために話してください」と言われ、はっとしました。この瞬間、人をコントロールすることはできないが、話をするかどうかは自分でコントロールできると学びました。話を聞いてくれるスタッフのために話そうと決めました。この励ましは筆者の心に深く響きました。

6．コントロールできることに集中する重要性

　経営者としての成長の一環として、コントロールできることに集中するのが重要だと感じました。たとえば、採用活動や、周りによい人材がいないか尋ねることは、自分の力でできる行動です。これを実践することで、無理にコントロールできないことに悩む必要がなくなりました。やるべきことをしっかりやった後は、結果を受け入れる姿勢をもつことができました。

経営解説：経営危機を乗り越えて得られたもの

1）チームワークとリーダーシップの強化

　困難をともに乗り越えたことで、スタッフ間の信頼が深まり、経営者のリーダーシップへの信頼も向上しました。医院全体で同じ価値観や判断基準の共有がなされています。

2）組織の柔軟性と適応力の向上

　危機を通じて、個人、組織とも変化に柔軟に対応できるようになりました。できない理由や不安をあげつらう組織から変化し、やってダメなら戻せばいい、まずやってみようという雰囲気が醸成されました。

3）感情と理論の良循環

　感情的な結束と理論的判断がうまく組み合わさることで、組織全体のパフォーマンスが向上して成果に結びつくだけではなく、仕事のやりがいやモチベーションにも繋がる良循環が形成されています。

●

　危機を乗り越えた結果、医院は「相手のために」という感情を軸に再構築されました。その後、医院は毎年少しずつ収益額と利益率を高めながら成長を続けています。そして「みんながしあわせになる診療所」の理念のもと、スタッフ・患者・医院の三方よしの経営に取り組んでいます。

第4章　ケーススタディ

成功・失敗事例から学ぶ実践的経営

2．新規開業で考えるポイント！ ワーママが開業してたいへんだった話

下所由美子（沖縄県・泉崎ファミリー歯科）

 ### 開業の計画と準備

　筆者は沖縄県那覇市の県庁近くで「泉崎ファミリー歯科」を開業して5年になります。開業に至るまでの経緯と、開業後に直面した成功や失敗のポイントについてお話しします。

　まず、開業に際しては親が所有する土地を活用し、総額9,000万円で戸建ての歯科医院を建てました。父は胃腸科の開業医、夫はまったくの別業種で、経営者と筆者1人での開業計画でした。ユニット3台とセファロ付きCT、他は何も大きな機械は買わず、最低限。設備費用は3,000万以下に抑え、戸建てが5,000万円ほどかかりました。構想から1年半という長い間でしたが、何階建てにするか見積もりを出してアパート経営も試算するなど、経営について一気に考えることになりました。

　そのころから経営大学院に通い始めたため、歯科の事業計画書だけでなくアパート経営の試算書も理解できるようになりました。しかし階数が増えるごとに高額になり（2〜5億円。損益分岐点を超えるのが33年後でした）、住民の駐車場問題も考えると勇気が出ず、1階で歯科医院のみの計画としました。

失敗
- 女医1人開業という心細さから1階建てで建築してしまった
- 思った以上に経営が軌道に乗ったので、2〜3階建て以上の建築物にしておくべきであった

 ### 市場調査

　那覇市は競合が多く、500m圏内に8軒、1km圏内には30軒もの歯科医院が存在していました。しかし、地域の人口動態や世帯収入のデータを分析した結果、このエリアは裕福な家庭が多く、小児歯科の需要が高いことがわかりました。このため、筆者の歯科医院は「ファミリー歯科」として、子どもから高齢者まで幅広い層を対象にすることにしました。

開業の際、歯科医院の立地と駐車場の確保が大きな強みとなりました。他の競合医院が駐車場をもたないなか、当院はアクセスのよさと視認性が高い1階に位置しており、患者の利便性を高められました。

　また、地元・琉球大学医学部での研修経験と口腔外科の専門性が、患者に対する信頼感を生み出す要因となりました。このような背景から、開業時には市場調査をしっかりと行い、地域に適した診療体制を整えることが重要だと感じました。

開業後の課題とコロナ禍での試練

　開業10ヵ月が経過したころ、突然のコロナ禍が訪れました。この時期、世間は歯科治療に対する不安が高まり、多くの医院が影響を受けました。筆者自身も固定費を削減し、追加融資を受けることもありましたが、それでも資金繰りに対する恐怖を感じたのは事実です。

　その後、感染拡大の波が収まるまでの数ヵ月間、最低限の診療を行う日々が続きました。この経験から、経営にはつねに予測できないリスクがつきものだと実感しました。とくにコロナ禍においては、診療体制の調整と経費削減のバランスを取ることがいかに難しいかを痛感しました。

育児との両立と財務リスク

　開業したのは第3子が1歳になったとき。しかし、1年目は、第3子が喘息で7回も入院するなど、たいへんな日々が続きました。夫が昼間付き添い、夜は筆者が泊まるという日々でした。病室のベビーベッドの隣のベンチで雑魚寝が1週間。上の子は5歳と4歳。ああつらいなあと思っていましたが、本当の困難はその後に待ち構えていました。

　開業から3年目、3歳だった第3子が2階から落ち、大腿骨を骨折して3ヵ月間の入院が必要になりました。筆者が忙しすぎて無気力であり、呼びかけに気づかなかった一瞬の出来事でした。目を離すのは一瞬。後悔は一生消えません。3歳だったことから付き添い入院を求められ、自責の念も強かったことからずっと付き添い入院をしました。この間、歯科医院を勤務医に任せざるを得なくなり、収益は大幅に減少し赤字に転じてしまいました。

　育児との両立は想像以上に難しく、医療経営者としての責任と母親としての責任を両立させることの困難さを強く感じました。この経験から学んだのは、女性リーダーとして歯科医院を運営するためには、自分自身が長期的に離脱しても運営が続けられる体制を整えておくことが不可欠だということです。

表❶　ミッション・ビジョン・バリュー。企業や組織の目標や方向性、社会に対する存在意義を示す

Misson
わくわく楽しく学べる知識をもとに医院のデンタルIQを上げる
永続的な予防がしやすい口腔内にしてそれを繋げていく
DXにより顧客満足度を高め労働生産性を高める

Vison
定期メンテナンスの重要性を地域住民に啓蒙する
世界的に有名な咬み合わせ理論で患者様の健康寿命を伸ばす
顧客満足・従業員満足を高める・積極的にDXなど取り組む

Value
時間を徹底する
つねに進化
効率的、建設的

　開業2年目に常勤の勤務医を雇い始めており、その存在は筆者にとって必要不可欠でした。もし彼がいなければ、歯科医院の運営はさらに困難だったでしょう。

 ## どのような歯科医師になりたいか

　表1のミッションを考えることになった原体験についてお話しします。
　反面教師として、以前勤めていた歯科医院での患者対応が大きく影響しています。保険診療で忙しく、一人ひとりの治療がおざなりになってしまったことに憤りを感じました。
　結局、歯科医院が提供する歯科医療サービスは、院長の考え方や能力に強く依存し、院長が適切に歯科医院を運営しなければ、患者に適切な歯科医療を提供できないと感じました。筆者は、目先の売上ではなく、持続的な歯科医院経営を行うことで、よりよいサービスを届け、地域の歯の健康を守りたいと考えるようになりました。局所だけではなく、お口の中全体を診て、対症療法だけではなく、疾患の原因を治療しなければ、またトラブルを繰り返します。
　その後勤務した歯科医院では、お口の中全体を診て治療計画を立てる方針でした。倒れている歯があれば矯正をして正しい位置に戻してから差し歯を入れる。インプラントをする。骨がないところは骨を作る再生医療の手法を使う。さまざまな技術を使って患者さんの口腔健康に貢献することを学びました。
　医療の技術を高めるのはもちろんですが、サービスの質も高めて、ワクワクしながら通える歯科医院を作りたいと考えています。そして楽しく通いながら、歯科のことを学んで、実践してもらえたら、うれしいです。子どもからお母さん、

表❷ 従業員満足についての取り組み

フリーランス衛生士の外部講師によるサポート
リフレッシュ休暇（勤続5年で10日）
休日出勤の代休、セミナー補助、社員旅行で結束を高める
個人面談にてキャリアアップの支援、評価基準を明確にし、組織のために行動することを推奨
勤怠管理システムで1分単位の残業代支給（前残業や昼残業の集計も楽々）
産休・育休の実績あり。ママ社員が多く、急な休みにも対応
1、2人多めに雇っているので急な欠勤へのフォローや有給をとりやすい
連続有給で海外旅行に行く人も

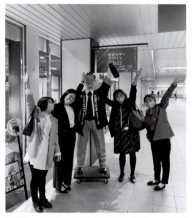

図❶ スタッフと県外の学会へ。「行きたい」とスタッフ自ら話してくれたことがうれしい

お父さん、おじいちゃんおばあちゃんまで、ファミリーみんなで通えるかかりつけ歯科医院になりたいと思っています。

成功の鍵：従業員への投資から顧客満足に繋がる

歯科医院経営におけるサービスプロフィットチェーンでは、まず従業員（歯科医師や歯科衛生士、スタッフ）が働きやすい環境を整え、満足度を高めることで、サービスの質が向上します。これにより患者の満足度が上がり、信頼やリピート率が向上し、最終的に医院の収益が増加するという流れが生まれます。従業員の満足と成長が、患者の満足と医院の成長に直結するという考え方です。

従業員満足度についての取り組みを表2、図1に示します。

医療の質、サービスの確立

医療は人が行っています。そのため、スタッフ研修において投資を行いました。

開業当初は、治療を効率よく終わらせるために、スムーズな治療計画を立て、その計画を治療計画書でスタッフと共有していました。工程に漏れがないようにスタッフ間で確認し合うことで、業務の質を保つように努めていました。

3年目には、スタッフとともに外部セミナーに参加し、築山鉄平先生（福岡県開業）の予防歯科のプログラム「PHIJ」を受講しました。これにより、歯科衛生士業務の成熟を目指し、とくにストックビジネスとしての成長を図りました。SPTの戦略的な拡大も目的とし、長期的な歯科医院の発展を視野に入れていました。

セミナーで学んだ内容をそのまま取り入れるのではなく、地域のニーズに合わ

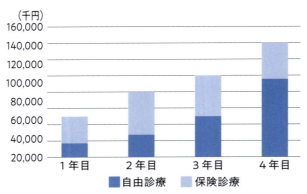 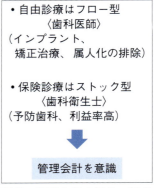

図❷　当院の売上高の推移。稼働率の限界までストック型の構築をし、次いでフロー型への設備投資、属人化を排除していく

図❸　管理会計の目的。院長が経営管理に役立てること

表❸　各年度で行った財務施策

年	1年目	2年目	3年目	4年目
マーケティング	内覧会	SEO	SEO、SNS	SEO、SNS
財務	開業融資	コロナ禍で減収 コロナ禍で融資 顧客体験DX MS法人	DX （業務改善内製化） CAD/CAM装置 大型補助金	借り換え 土地購入 歯科技工物内製化 人材雇用

せて調整し、自分たちの環境に最適化することが重要であると学びました。また、正しい資料採りが行われない文化があると、診断や治療計画、そして患者とのコミュニケーションが成熟せず、効果的な治療が進まないという課題も感じました。そのため、お互いに向上心をもち、ともに成長していくような組織作りが重要だと感じました。治療上の目標を明確にすることと、患者の日常生活で大切にしていることを共有するという、両輪のバランスが大切だと実感しています。

自費率の拡大に向けて

　当院では、ビジネスモデルの構築順序が成功の鍵となりました。まずはストック型の収益モデルを確立し、その後にフロー型へと展開していきました。具体的には、メインテナンスや定期健診といった予防歯科を重視し、歯科衛生士による継続的なケアの提供で、安定した収益を確保しました（図2、3、表3、4）。

　その後、ユニットが最大稼働になった段階で、自費治療の強化に取り組みました。インプラントや矯正治療を中心とした自費治療の広告を活用し、患者数の増加とともに、収益を伸ばすことができました。

表❹　フロー型ビジネスとストック型ビジネスのモデルの違い

	フロー型	ストック型
収益形態	単発	継続的
サービス例	飲食店、家電量販店など 歯科→自費補綴など	塾、美容室、 歯科→メインテナンス
メリット	すぐに収益をあげることができる	販促費がいらない
デメリット	単発購入のため収益が安定しづらい 継続的に径業活動が必要	立ち上がりに時間がかかる 初期投資が必要（採用）

徐々に行った設備投資

　歯科医院の成長に伴い、設備投資も少しずつ進めました。セレックやiTero、CADIAX（顎機能診断装置）といった最新の設備を導入し、治療の効率化を図りました。これにより、患者の体験向上にも繋がり、とくに矯正治療の患者数が飛躍的に増加しました。追加の設備投資には多額の費用がかかるため、割賦払いを利用し、キャッシュフローを管理しながら無理のない範囲で進めていくことが重要だと感じています。

追加の設備投資目安

- セレック、ミリングマシンなど１式1,700万円。ものづくり補助金使用で1,000万円補助あり（ただし５年間は医療法人化できないため、分院展開などの制約が出てきます）
- iTero：500万円
- CADIAX 一式500万円
- ユニット300万円

成功のポイント

　確実にマネタイズができるものから中心に追加設備投資しました。Er：YAGレーザーやマイクロスコープは500万円近くしますが、稼働率も悪くなるし、地域性として、持っていても集患できるわけでもないし、「自分のいまのステージにおいて本当に必要なのか？」を問いながら計画を立てています。持っていても、知られなかったら集患できません。リスティング広告などは意外と高額です。マーケティング費用も投資計画のなかに盛り込むことが重要です。

●

　今後も、成長を続けるために、スタッフの教育や新しいビジネスモデルの導入を進めていく予定です。また、地域のニーズに応じた治療を提供し、患者に信頼される歯科医院を目指していきたいと思います。

第4章 ケーススタディ

成功・失敗事例から学ぶ実践的経営
3．歯科医院における組織成長のリアル

馬場 聡 （福岡県・はち歯科医院）

　筆者は福岡県大野城市で「はち歯科医院」の理事長をしています。2012年2月に「はち歯科医院」という屋号でスタートを切り、12年目になります。最初はスタッフ2名でしたが、その後、医院を拡張して現在はスタッフ50名を超える大所帯の歯科医院（図1）になりました。もちろん、大きく拡張することだけが歯科医院の正解ではありません。拡張してよかったことも悪かったこともあります。組織成長のリアルを皆様にお届けできたらと思っています。

 4代目の歯科医師が実家を継がない選択

　筆者は父も母も歯科医師の家庭に長男として生まれました。祖父も歯科医師で、親戚にも歯科医師が多数おり、従兄弟に3人の歯科医師がいます。長崎市の銅座町という繁華街にある馬場歯科医院が筆者の実家で、開院70年を超える歴史をもつ歯科医院です。子どものころは学校帰りに実家の歯科医院によく寄っていました。先日、写真を整理していたところ、1950年代の馬場歯科医院の写真（図2）

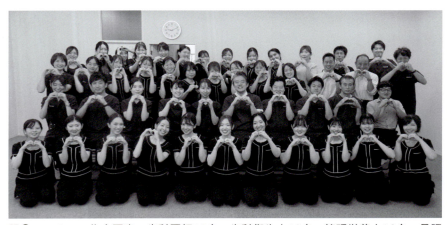

図❶　スタッフ集合写真。歯科医師10名、歯科衛生士18名、管理栄養士10名、言語聴覚士5名、歯科技工士4名、保育士5名、その他5名。1医院で多くの職種と働く環境にあり、専門職種の横の連携を取りながら、より高いレベルで研鑽しあえる環境です

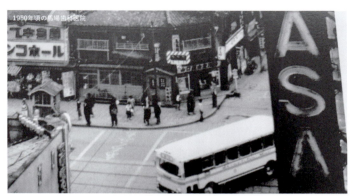

図❷　1950年ごろの馬場歯科医院（長崎市銅座町）

が見つかりました。筆者が生まれる30年も前のものです。現在は母が馬場歯科医院を引き継いでいます。

　父は筆者が20歳のときに癌で亡くなりました。当時、筆者は歯科大生で、母がいなければ歯科医師にはなれなかったでしょう。母は、筆者が歯科医師になる際に、実家の歯科医院を継ぐものだろうと考えていました。しかし、大学を卒業し、歯科医師になって数年が経ったころ、筆者は実家に戻るべきかどうか真剣に考えました。実家の歯科医院はユニットが3台で、建物も狭く、母と2人でやっていくには手狭で拡張性もありませんでした。長崎の将来の人口動向や自分の将来を考え、筆者は実家を継がないことを母に伝えました。母は筆者を責めることなく、「決めたなら頑張りなさい」と背中を押してくれました。母には感謝しかありません。いまでもその選択が正解か不正解かはわかりませんが、この選択が正解だったと思って死ねるように頑張りたいと思っています。そのために、開業したからには必ず成功させるという決意を固めました。

築31年の歯科医院を購入して開業

　筆者は、開業前には分院長をしていました。最初はスタッフが2人で、患者さんは1日7、8人でした。このままでは駄目だと思い、がむしゃらに働きました。9時から20時まで診療を続け、遅いときは22時まで患者さんがいました。2年後、地域で最も歴史がある築31年の歯科医院を購入し、大きなリフォームを行いました。新しくなると、患者さんが増え、忙しくなり、スタッフも増えましたが、スタッフには無理をさせてしまいました。部活の延長のような感覚で、楽しかった記憶が多いです。しかし、それは長く続きませんでした。

事件は突然に

　スタッフの入れ替えも少なくなく、歯科医師として診療し、休日は勉強し、スタッフを管理するマネジャーのような仕事もこなし、経営者の仕事も行っていました。「こんな生活を続けるのか」と思い始めたころ、事件が起こりました。スタッフが突然10人ほど辞めてしまったのです。20人ほどいたスタッフが、1ヵ月で半数の10人ほどに減ってしまいました。当時の筆者は、辞めていったスタッフに失望し、「こんなに頑張っているのに、誰もわかってくれない」と感じていました。しかし、いま考えると、残っているスタッフにも、辞めたスタッフにも申し訳ないことをしたと思っています。その後、悩んだ末に経営大学院に進学しました。

 ## 成長と膨張は違う

　人が増えると組織は大きくなります。筆者は人が増えることが成長だと思っていましたが、いま振り返るとそれは膨張でした。スタッフが増えたものの、それぞれが異なる方向を向いて活動しており、収拾がつかなくなっていたのです。組織が成長するためには、スタッフが目標や目的に向かって足並みを揃え、全員が同じ方向に加速していくことが必要です。これが成長です。そのためには、個人も研鑽を積み、自己成長することが必要です。

 ## 従業員満足度（ES）と顧客満足度（CS）

　従業員満足度（以下、ES）は、従業員が職場での仕事にどれだけ満足しているかを示す指標です。具体的には、給与や福利厚生、職場環境、人間関係、キャリア成長の機会、仕事の内容に対する評価など、働くうえでさまざまな要素に対する満足度が含まれます。ESが高いスタッフは、仕事に対して意欲的で、生産性やパフォーマンスも向上しやすく、結果として会社全体の成功に寄与します。
　顧客満足度（以下、CS）は、顧客が企業の商品やサービスに対してどれだけ満足しているかを示す指標です。CSは、製品やサービスの品質、価格、対応、利便性など、顧客が期待している要素に対して企業がどの程度応えているかによって決まります。ESが成長するからこそ、CSが成長します。つまり、スタッフが働きやすく、成長できる組織を作ることが、顧客が満足するサービスを生み出すのです（図3）。

第4章　ケーススタディ

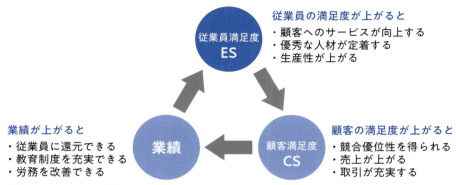

図❸　ESとCSの関係性。従業員と顧客の両方に焦点を当てた施策をバランスよく実施することで、持続的な成長と成功を達成できる

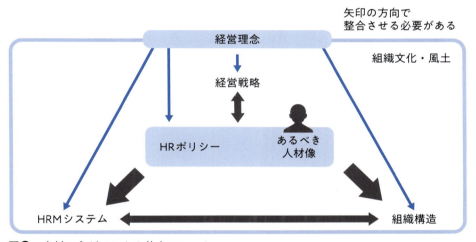

図❹　人材マネジメントの基本フレーム

 人材マネジメント

　人材マネジメント（HRM）は、組織の目標達成に向けて、人という経営資源をいかに効果的に活用し、組織全体のパフォーマンスを最大化するかを考える枠組みを提供するものです。とくに、企業が戦略を実行し、持続的な競争優位を確保するためには、組織の人材マネジメントと経営戦略、組織環境との整合性を確保することが重要です。歯科医院の組織運営においても、人材マネジメントはスタッフのパフォーマンス向上や患者満足度の向上に欠かせない要素です。

　「人材マネジメントの基本フレームワーク」（図4）は、経営理念と戦略、HRポリシー、HRMシステム、組織構造、外部環境の整合性を図る理論的枠組みのことを指します。この枠組みが正しく機能することで、組織の成長に繋がります。

3．歯科医院における組織成長のリアル　151

学びからの実践①「経営理念を決め、経営戦略を立てる」

　筆者は常々、歯科医院である前に企業であるべきだと考えています。企業とは、営利を目的とし、一定の計画に基づいて経済活動を行う経済主体です。実業家の稲盛和夫さんは、企業活動の目的を「全スタッフの物心両面の幸福の追求と人類社会の進歩発展への貢献」と定義しています。筆者はこれを歯科医院にも当てはめ、患者さんを大事にし、スタッフを大事にし、歯科医院を大事にし、地域を大事にし、自分を大事にする「5つの大事にすること」を掲げました。この考えに基づき、「地域医療」×「家族」×「教育」×「物語」を医院のコンセプトとしました。

　地域医療では、地域の医療を担保し、医療水準の向上だけでなく、地域の健康リテラシーの向上も目指しています。また、地域の雇用を生むことで地域社会の発展にも貢献したいと考えています。このコンセプトに基づき、以下の4つの医療理念を掲げました。

1）一人ひとりの物語を紡ぎ、その人に合った予防や医療を提供する
2）家族で健康を守る考えを広め、身体と心の健康を守る
3）医療に「教育」の概念を取り込み、健康の知識を共有する
4）200年続く医療機関を目指す

　スタッフの幸福のため、医療人としての成長と人間としての成長を支援し、他者との比較ではなく自己実現を目指せる環境を整えています。

学びからの実践② あるべき人物像を設定し、未来の組織文化・風土を創造し、スタッフと共有する

　筆者は「自分がどんな人から医療を受けたいか」を考えました。父が亡くなる前に医師から余命宣告を受けた際、家族は父には伝えないでほしいと願いましたが、医師が誤って伝えてしまい、父は動揺しました。その経験から、医療に必要なのは心、つまり人間力だと感じました。当院のあるべき人物像は「人間力の高い人」とし、人間力を育むための行動指針として「はち歯科の愛の13行動」を定めました。

　スタッフへのメッセージをまとめた「はち歯科の教科書」（図5）は、9年前に作成し、毎年改訂しています。現在の2024年版はバージョン9です。

過去と他人は変えられない。変えられるのは未来と自分自身

　筆者の好きな言葉に「過去と他人は変えられない。変えられるのは未来と自分自身だ」という言葉があります。これは精神科医、エリック・バーンの言葉です。未来を切り開くのは自分自身であり、共感される未来を築くことで仲間が増える

第4章　ケーススタディ

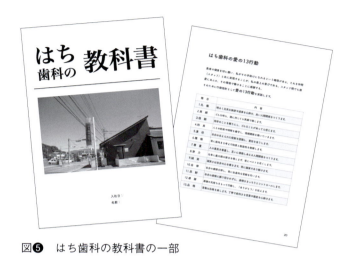

図❺　はち歯科の教科書の一部

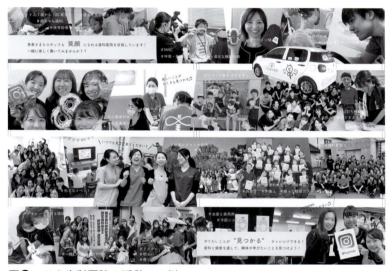

図❻　はち歯科医院の活動の1例

と信じています。どれだけ学びや考えを深めても、行動しなければ未来は変わりません。そのために自分自身が変わる必要があります。これまでがむしゃらに走ってきましたが、スタッフの笑顔を見ると、少しは成長できたのではないかと思っています（図6）。

組織の成長はよいときばかりではありませんが、諦めずに前に進めば、きっと誰かが力を貸してくれます。本項を読んでくださったみなさんの力に少しでもなれればと思っています。

3．歯科医院における組織成長のリアル　153

●監修略歴

Dent × BizAssociation

MBA（経営学修士）を取得した歯科医師・歯科衛生士によるグループ。2023年発足

●編集委員略歴

園延昌志

2001年　新潟大学 卒業
2022年　Well-being Dental Clinic 院長
現在に至る

新見隆行

2003年　日本大学松戸歯学部 卒業
2008年　明治歯科診療所 開設
現在に至る

馬場 聡

2006年　福岡歯科大学卒業
2012年　医療法人星樹会はち歯科医院 開設
現在に至る

髙屋 翔

2011年　大阪歯科大学 卒業
2017年　髙屋歯科医院 勤務
現在に至る

穴沢有沙

2004年　愛知県立歯科衛生専門学校 卒業
2016年　株式会社 Blanche 代表取締役社長
2021年　株式会社 Brilliance 代表取締役社長
現在に至る

DENTAL DIAMOND 別冊

10時間でわかる歯科経営学

発 行 日──2025年1月1日　通巻第740号
監　　　修──Dent × BizAssociation
発 行 人──濵野 優
発 行 所──株式会社デンタルダイヤモンド社
　　　　　　〒113-0033
　　　　　　東京都文京区本郷 2-27-17　ICNビル3階
　　　　　　TEL　03-6801-5810 ㈹
　　　　　　https://www.dental-diamond.co.jp/
　　　　　　振替口座　00160-3-10768
印 刷 所──能登印刷株式会社

・　本誌の複製権・翻訳権・上映権・譲渡権・公衆送信権（送信可能化権を含む）は㈱デンタルダイヤモンド社が保有します。
・　<JCOPY ㈳出版者著作権管理機構 委託出版物>
　　本誌の無断複写は著作権法上での例外を除き禁じられています。複写される場合は、そのつど事前に、㈳出版者著作権管理機構（電話 03-3513-6969、FAX 03-3513-6979、e-mail : info@jcopy.or.jp）の許諾を得てください。